U0228180

侧颅底肿瘤典型病例手术详解

张明山　著

于春江　审

耳科顾问　吴　皓　汪照炎

科学出版社

北　京

内 容 简 介

本书精选了 30 余例侧颅底肿瘤典型病例，分 13 章详细讲解侧颅底肿瘤的诊断及手术策略，不同手术入路的关键步骤，包括听神经瘤、2型神经纤维瘤病的手术治疗、乙状窦后入路切除侵犯乙状窦的肿瘤、后组脑神经鞘瘤的手术治疗、乙状窦后入路及远外侧入路切除颈静脉孔神经鞘瘤、Fisch 颞下窝 A 型入路切除颈静脉孔肿瘤、岩枕入路切除颈静脉孔肿瘤、迷路下经乳突入路切除颈静脉孔肿瘤、舌下神经鞘瘤、脑桥小脑角转移癌、面神经瘤的手术治疗，以及侧颅底肿瘤术后脑脊液漏修补术。

本书配有手术及影像学图片 200 余幅，同时辅以彩色手绘插图和手术视频，实用性强，可供神经外科、耳鼻咽喉 - 头颈外科和颅底外科医师参考使用。

图书在版编目（CIP）数据

侧颅底肿瘤典型病例手术详解 / 张明山著 . —北京：科学出版社，2022.7

　ISBN 978-7-03-070275-3

　Ⅰ . ①侧… 　Ⅱ . ①张… 　Ⅲ . ①颅内肿瘤 – 外科手术 　Ⅳ . ① R739.41

中国版本图书馆 CIP 数据核字（2021）第 215957 号

责任编辑：杨小玲 许红霞 / 责任校对：张小霞
责任印制：肖 兴 / 封面设计：黄华斌

科学出版社 出版
北京东黄城根北街 16 号
邮政编码：100717
http://www.sciencep.com

北京九天鸿程印刷有限责任公司 印刷
科学出版社发行　各地新华书店经销

*
2022 年 7 月第 一 版　　开本：889×1194 1/16
2022 年 7 月第一次印刷　　印张：9 1/2
字数：250 000
定价：115.00 元
（如有印装质量问题，我社负责调换）

张明山

主任医师、副教授、硕士研究生导师，神经外科博士

首都医科大学三博脑科医院颅底病区主任

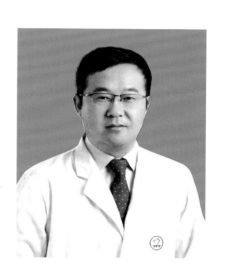

社会任职

中国医疗保健国际交流促进会颅底外科分会委员

海峡两岸医药卫生交流协会神经外科专业委员会颅底外科学组委员

中国抗癌协会神经肿瘤专业委员会脑转移癌学组委员

中国抗癌协会脑胶质瘤专业委员会脑转移癌学组委员

中国抗癌协会神经肿瘤专业委员会第四届青年委员会委员

中国抗癌协会北京神经肿瘤专业青年委员会副主任委员

北京医学会神经外科分会智能化医疗开发和应用学组委员

北京医学奖励基金会肺癌医学青年专家委员会肺癌脑及脑膜转移 MDT 协作组委员

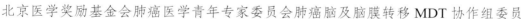

从事神经外科工作 20 年，其中颅底外科学习及工作 19 年。擅长听神经瘤、垂体瘤、胶质瘤、脑膜瘤、颅内外沟通肿瘤、颅内转移瘤等颅内肿瘤的诊断与治疗。年完成 300 余例神经外科手术，其中侧颅底手术约 100 台。近几年开展耳科入路结合神经外科入路治疗侧颅底肿瘤，同时开展多学科协作综合治疗颅内转移瘤的工作。已举办多期"侧颅底手术入路多学科协作学习班"和"脑转移癌治疗最新进展研讨会"。

于春江

主任医师、教授、博士生导师。首都医科大学第十一临床医学院首任院长；首都医科大学神经外科学院首任三系主任；中国医师协会微侵袭神经外科专家委员会第三届、第四届主任委员；中国抗癌协会神经肿瘤专业委员会第一届、第二届副主任委员，被誉为"专业委员会元勋"。

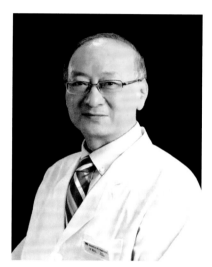

1995年，组建了我国早期颅底显微外科实验室（北京市重点实验室），完成10余种颅底手术入路的显微解剖学研究。承担了国家自然科学基金、北京市自然科学基金、首都医学发展科研基金神经肿瘤相关课题的研究。

长期以来一直坚持"微创理念"，坚持以最小的创伤、最小的代价为患者谋求安全、有效、有温度的服务。在微创理念的推广应用方面，始终将这一理念贯穿于整个医疗服务过程中，如最早在国内倡导应用药物治疗巨大侵袭性催乳素腺瘤。

始终坚持神经肿瘤的基础研究和临床研究，坚持多学科团队协作。在基础研究方面，侧重于基础与临床结合的转化医学研究，完成国家自然科学基金项目2项。在临床治疗研究方面，最早组织以患者为中心的多学科协作，如在听神经瘤及颅后窝其他肿瘤的手术治疗方面，与耳鼻喉科联合举办侧颅底显微外科治疗培训班。

目前主要研究方向为颅底肿瘤显微外科手术治疗，颅底肿瘤手术入路的显微解剖学研究，以及脑恶性胶质瘤的免疫治疗。已经完成各种颅内肿瘤手术11 000余例，显微外科手术切除斜坡肿瘤200余例；大型听神经瘤手术2000余例；经额、经蝶手术治疗各种类型的垂体腺瘤6000余例。曾被《北京晚报》誉为"勇探脑王国禁区的神刀手"。发表学术论文近300篇，其中SCI收录40余篇，获省部级、市局级科技进步奖13项。培养博士后、博士、硕士研究生40余名。

　　侧颅底泛指眶上裂至岩斜裂之间的这一广泛区域。这一区域不仅神经、血管结构众多，而且功能重要、位置深在。神经外科涉及该部位病变多为硬膜下的占位性病变，如常见的脑桥小脑角肿瘤、颈静脉孔区肿瘤等。对于该区域的硬膜外病变，尤其是颞骨岩部的解剖，耳鼻喉科医生比神经外科医生更具有优势。因为神经外科和耳鼻喉科或头颈外科在侧颅底肿瘤手术的方式和理念方面仍有诸多不同，所以两科室之间的交流、协作就显得尤为重要。

　　该书作者张明山医生的教育经历为神经外科学博士学位研究生、耳鼻咽喉头颈外科博士后，熟悉这两个学科在侧颅底疾病中的诊疗特点。近年来，他一直从事耳科入路结合神经外科入路治疗侧颅底肿瘤的研究。该书收录的病例均为张明山医生独立完成的病例，该书以病例为线索，详细总结病例的临床特点及手术前后影像学资料，并附加手术视频，形式新颖独特，相信该书可为神经外科医生、耳鼻咽喉头颈外科医生提供参考。

于春江

2021 年 9 月

颅底肿瘤因生长的方式涉及解剖结构的复杂性，是目前最具有挑战的疾病之一。颅底外科因为以手术技术为主导涉及多个学科，从学术交叉到学术融合，是目前多学科合作最活跃的学术领域，正在形成新的学科。传统的颅底解剖是以前、中、后颅底进行划分的。神经外科以此为基础开展了颅底外科肿瘤的治疗策略和模式的选择。侧颅底是指眶上裂至岩斜裂这一区域，由耳鼻喉科医师依据疾病的治疗方式最早提出，这一区域的肿瘤包括听神经瘤、颈静脉孔肿瘤及岩骨肿瘤等，是一个多学科交叉领域，涉及神经外科、耳鼻咽喉头颈外科、口腔颌面外科等，非常适合颅底外科多学科合作。以往各学科都在自己的领域开展侧颅底的手术，专业之间交流较少，有些侧颅底肿瘤呈颅内外沟通生长，患者需要多次且要去不同的科室手术，同时也影响了治疗效果。2016年在中国医疗保健国际交流促进会下成立了颅底外科分会，这是中国第一个颅底外科专业委员会，颅底外科各专业医师加入协会，开展专业之间的学术交流，协同手术，使颅底外科成为技术融合、学术创新最活跃的新兴学科，跨专业学术交流不再成为障碍。

该书由张明山医生编著，于春江教授审校，张明山医生在神经外科做过硕士和博士，又在耳鼻咽喉头颈外科做过博士后，他在颅底外科的学术经历，体现了学科交叉和融合。该书从他2014～2020年个人完成的侧颅底手术中，精选了几十个侧颅底肿瘤的手术治疗病例，资料详尽，图文并茂，同时还剪辑了29个病例的手术视频。精选的侧颅底手术治疗病例，不仅有神经外科入路，还有耳科的入路。如颈静脉孔肿瘤，共分为2个神经外科入路和3个耳科入路加以详细描写，比较全面地展示了颈静脉孔手术入路，使一些高难度的颈静脉孔内外沟通肿瘤能够手术一期切除。再如，侧颅底手术后脑脊液耳漏应用耳科的外耳道封闭技术，很容易解决问题。神经外科的技术如头架、侧卧位、骨瓣复位、颅内的操作等，也值得耳科医生借鉴。

总之，对广大从事颅底外科工作的医生来说这是一本有价值的侧颅底肿瘤手术参考书。

张力伟

首都医科大学附属北京天坛医院副院长

神经外科主任医师、教授

国家神经系统疾病临床医学研究中心副主任

中国医师协会神经外科分会会长

2022年3月

　　侧颅底是眶上裂至岩斜裂之间的区域，是脑神经和重要血管进出颅部位，位置深在，结构复杂，颅底外科医生经过 30 多年的努力，使这一区域疾病的手术治疗得以飞速发展。随着各学科交流的增多，侧颅底外科手术的内容更加丰富，侧颅底外科成为一个新兴的交叉学科。

　　于春江教授及其团队在国内较早开展侧颅底手术，率先在神经外科领域将电生理监测技术应用于听神经瘤的手术切除。该书作者张明山医师是神经外科博士，耳鼻咽喉头颈外科博士后，先后在北京同仁医院、上海交通大学医学院附属新华医院、上海交通大学医学院附属第九人民医院耳鼻咽喉头颈外科学习耳科的侧颅底手术入路，并结合耳科及神经外科技术治疗侧颅底肿瘤，取得了优秀的成绩，是跨专业的侧颅底外科医师。近年举办了多期"侧颅底手术入路多学科协作学习班"，加深了神经外科医师及耳科医师的交流。

　　侧颅底肿瘤类型较多，手术进路多样，该书精选了几十个侧颅底肿瘤的手术治疗病例，临床及影像资料详尽，图文并茂，其中一些原创手绘图片，更能加深读者对手术入路的理解，通过扫描书中二维码就可以观看典型病例的手术视频，更加方便读者学习，是一本值得推荐的侧颅底外科手术著作。

吴　皓

中华医学会耳鼻咽喉头颈外科学分会主任委员

上海交通大学医学院附属第九人民医院院长

耳鼻咽喉头颈外科主任医师、教授

2022 年 3 月

　　侧颅底外科是神经外科和耳鼻咽喉头颈外科的交叉学科，神经外科医师及耳鼻咽喉头颈外科医师都在进行相关方面的工作，但各有特点，有时对于同一种疾病的治疗，两个学科差别甚大。虽然目前两个学科的交流增多，但是将两个学科交叉融合并推广仍是一个难点。例如，听神经瘤的手术治疗，神经外科常采用乙状窦后入路，耳鼻咽喉头颈外科常采用经迷路入路。多数神经外科医师不选择经迷路入路，认为经迷路入路适用的范围有限，不能切除大型听神经瘤。而耳鼻咽喉头颈外科医师却能用经迷路入路切除 4cm 以上的大型听神经瘤。再者，有些入路在耳鼻咽喉头颈外科已经非常成熟，如迷路下经乳突入路切除颈静脉孔肿瘤，而神经外科医师不了解这个入路，实际上这个入路在耳鼻咽喉头颈外科已经广泛应用了数十年。我是神经外科医师，一直从事颅底外科工作，博士毕业后，在导师于春江教授的倡导和支持下前往北京同仁医院耳鼻咽喉头颈外科跟随夏寅教授学习耳科侧颅底手术。在这个阶段我初步了解了耳科侧颅底手术入路，主要包括经迷路入路及 Fisch 颞下窝 A 型入路。后来有幸先后在上海交通大学医学院附属新华医院及上海交通大学医学院附属第九人民医院耳鼻咽喉头颈外科跟随吴皓教授及汪照炎教授系统学习耳科侧颅底手术入路，并在临床工作中采用了经迷路入路切除脑桥小脑角肿瘤，尤其是应用耳科入路切除颈静脉孔内外沟通肿瘤，取得了较好的效果。

　　本书选择的主要是自 2014 年至 2020 年笔者治疗组的病例，还有一部分病例来源于我院其他治疗组，为协助其他医生共同完成的侧颅底手术病例。

　　在此首先感谢于春江教授，于教授对我开展侧颅底手术给予了极大的支持，鼓励我将耳科入路引入神经外科；感谢吴皓教授，与吴教授倡导并联合开办了"侧颅底手术入路多学科协作学习班"，这个学习班由神经外科医师及耳科医师共同参与，通过优势互补，使多学科理念深入临床实践。

　　感谢吴皓教授及汪照炎教授对我耳科学习和手术的指导，并担任了本书耳科方面的顾问。

　　感谢首都医科大学三博脑科医院的闫长祥教授、李守巍主任、孙玉明主任，昆明三博脑科医院的张永力教授，以及福建三博福能脑科医院的林志雄教授。每当有复杂的侧颅底手术，我们就一同讨论，合作完成手术，这也极大地丰富了书中侧颅底病例的内容。

　　感谢张宏伟教授、曲彦明主任、谷春雨医生、王浩然医生和宁威海医生，我们共同讨论制定手术方案并协作完成复杂的手术。

　　同时感谢我院手术室、麻醉科及电生理技术团队提供的保障和支持，感谢顾科医生协助完成的一些术中图片的拍摄，感谢科学出版社对于本书出版给予的鼎力支持，感谢陈鸿博老师协助完成部分插图的绘制，感谢李亚静女士帮助进行文字的校对。

　　因本书选择的是自2014年至2020年的病例，新的理念在不断更新，内容难免有不足之处，望广大读者及同道不吝赐教！

张明山

2021 年 9 月

目　录

视频目录

第一章　侧颅底肿瘤手术概述

早期对侧颅底外科的探索主要集中于听神经瘤的外科治疗，Cushing 和 Dandy 开展枕下入路切除听神经瘤手术，1945 年，Rosenwasser 描述了第 1 例颈静脉球体瘤的确切报道。20 世纪 60 年代，House 等提出了迷路径路和颅中窝径路听神经瘤切除术，House 对于侧颅底外科的贡献在于开展了各型以颞骨为中心的侧颅底手术入路。1977 年，Fisch 阐述了关于颞下窝手术入路切除大型颞骨和侧颅底肿瘤的手术方法，使完全切除大型侧颅底肿瘤成为可能，开创了侧颅底外科的新时代。

国内王正敏院士于 20 世纪 80 年代首先在国内开展 Fisch 颞下窝入路切除颈静脉孔肿瘤等复杂的侧颅底手术，并于 1995 年出版了《颅底外科学》，其是国内最早记录 Fisch 颞下窝入路的专业书籍。王忠诚院士也在 20 世纪 70 ～ 80 年代开展听神经瘤及颈静脉孔肿瘤的手术治疗，两位院士是将我国侧颅底手术带入显微外科时代的先驱。国内于春江教授在提高听神经瘤全切除率及

保留面神经功能方面做了大量工作，并将电生理监测技术应用于侧颅底手术中，提高了面神经功能保留率。吴皓教授目前是国内在耳科领域开展侧颅底手术最多的耳科医师，除了耳科入路切除听神经瘤和颈静脉孔肿瘤外，近年来他在 2 型神经纤维瘤病听力重建方面的研究也处于国内领先地位。

侧颅底分区方法有很多种，最经典的就是 Van Huijzer 分区（1984 年）（图 1-1），在颅底下面沿眶上裂和岩枕裂各作一条延长线，向内交角于鼻咽顶，向外分别指向颧骨和乳突后缘，两线之间的三角区域为侧颅底，分为 6 个区，即鼻咽区、咽鼓管区、神经血管区、听区、关节区和颞下区。临床上，侧颅底可分为硬膜下脑桥小脑角区及硬膜外的颞和颞下窝两个区。

侧颅底常见的肿瘤有神经鞘瘤、化学感受器肿瘤、脑膜瘤、表皮样囊肿等，少见的肿瘤有软骨肉瘤、脊索瘤、孤立性纤维瘤及一些中耳和内耳发生的恶性肿瘤等。

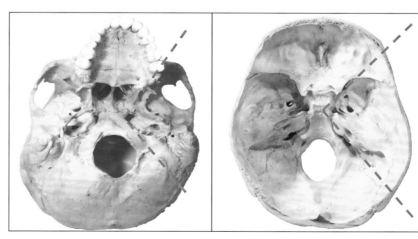

图 1-1　侧颅底范围示意图

两条虚线之间的区域为 Van Huijzer 提出的侧颅底范围

侧颅底手术入路非常庞杂，有各种分类，有时一个入路会有多种命名。主流分为神经外科和耳科两派，其中神经外科 Samii 教授和耳科 Sanna 教授进行的听神经瘤手术均超过了 4000 例，经验最为丰富，Samii 教授在其著作《脑桥小脑角区病变手术学》（Surgery of Cerebellopontine Lesions）中，从神经外科角度详细描述了脑桥小脑角区和颈静脉孔区肿瘤的手术入路。其中脑桥小脑角区手术入路包括颅中窝入路、扩大颅中窝入路、经迷路入路、迷路后入路、部分经迷路入路、经耳蜗入路、联合入路、乙状窦后入路。颈静脉孔肿瘤入路包括颞下窝入路、改良颞下窝入路、经乳突入路、扩大经耳蜗入路、经迷路入路、远外侧入路、经乙状窦入路、经颈静脉入路、枕下 - 乳突入路、经枕 - 经乙状窦入路、远外侧经髁入路、经髁 - 乳突 - 经颈外侧入路。其中 Sanna 教授以迷路为中心的分类方法比较清晰。这些入路在其著作《颞骨和侧颅底手术图谱》（*Altas of Temporal Bone and Lateral Skull Base Surgery*）中被详细描述（图 1-2）。

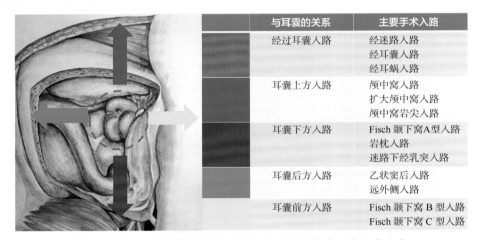

与耳囊的关系	主要手术入路
经过耳囊入路	经迷路入路
	经耳囊入路
	经耳蜗入路
耳囊上方入路	颅中窝入路
	扩大颅中窝入路
	颅中窝岩尖入路
耳囊下方入路	Fisch 颞下窝 A 型入路
	岩枕入路
	迷路下经乳突入路
耳囊后方入路	乙状窦后入路
	远外侧入路
耳囊前方入路	Fisch 颞下窝 B 型入路
	Fisch 颞下窝 C 型入路

图 1-2　Sanna 教授提出的以迷路为中心的侧颅底手术入路分类

1. 经过耳囊入路　包括经典的经迷路入路（translabyrinthine approach）、House 提出的经耳蜗入路（transcochlear approach）、Fisch 提出的经耳囊入路（transotic approach）、Sanna 提出的改良经耳蜗入路（modified transcochlear approach）。

（1）经迷路入路：是 House 首先使用的经典耳科医师切除听神经瘤的手术入路，显露乙状窦、颈静脉球及颅中窝硬膜区域，需磨除乳突气房骨质、半规管及部分前庭，显露内听道，面神经不改道，保留中耳和外耳道。

（2）经耳囊入路：是扩大经迷路入路，增加耳蜗切除，封闭外耳道，但不移位面神经。

（3）经耳蜗入路：也是扩大经迷路入路，切除耳蜗和岩尖，面神经向后移位。

（4）改良经耳蜗入路：Sanna 将经耳蜗入路改良后进一步分为 4 型，主要是用于切除岩尖部、脑干腹侧的肿瘤。

2. 耳囊上方入路　包括颅中窝入路（middle cranial fossa approach）、扩大颅中窝入路（extended middle cranial fossa approach）及颅中窝岩尖入路（middle cranial fossa transpetrous approach）。

（1）颅中窝入路：主要通过颅中窝底，显露并切除内听道内肿瘤。

（2）扩大颅中窝入路：显露内听道及其周围骨质，增加脑桥小脑角的显露。

（3）颅中窝岩尖入路：切除岩尖骨质，切除脑桥小脑角前方、脑桥腹侧和上斜坡处的肿瘤。

3. 耳囊下方入路　包括 Fisch 颞下窝 A 型入路（infratemporal fossa type A approach）、岩枕入路（petro-occipital transsigmoid approach）、迷路下经乳突入路。

（1）Fisch 颞下窝 A 型入路：是 Fisch 首次报道应用于颈静脉球瘤的手术入路，Fisch 颞下窝入路的优点是能很好地显露颈部、颈静脉孔、中耳及岩尖等处的肿瘤。对切除侵犯中耳的肿瘤尤其颈静脉球瘤具有明显的优势。其缺点是操作相对复杂，破坏听力，面神经移位后会出现面神经功能损伤，因此要严格掌握该入路的手术适应证，尤其是一些神经鞘瘤，尽量选择其他损伤小的入路。

（2）岩枕入路：1991 年首先由 Mann 提出，1995 年由 Mazzoni 和 Sanna 进行了改良，主要用于切除颈静脉孔内外沟通的肿瘤，尤其是肿瘤位于硬膜下较多者。

（3）迷路下经乳突入路：是将迷路下方的乳突气房予以磨除来显露颈静脉孔区肿瘤的一种入路，所有的颈静脉孔入路都是经迷路下入路，Fisch 颞下窝入路及岩枕入路各有其特殊之处，除两个入路之外的经迷路下方的入路均可归为迷路下经乳突入路。

上述 3 种入路在应用中如果肿瘤侵犯颈部，切口则需向颈部延伸。

4. 耳囊后方入路　包括乙状窦后入路（retrosigmoid approach）、乙状窦前迷路后入路（presigmoid retrolabyrinthine approach）、远外侧入路（extreme lateral approach）。

（1）乙状窦后入路：适用于肿瘤全部位于脑桥小脑角区，或 A 型颈静脉孔鞘瘤等。

（2）远外侧入路及其经髁旁入路：适用肿瘤全部位于脑桥小脑角区，或者一部分颅内外沟通的颈静脉孔肿瘤，颅颈交界前方、侧方的病变。

以上两种手术入路是神经外科经典入路。

5. 耳囊前方入路　包括 Fisch 颞下窝 B 型和 C 型入路。

（1）Fisch 颞下窝 B 型入路：主要应用于岩尖硬膜外病变及中斜坡肿瘤。

（2）Fisch 颞下窝 C 型入路：是 Fisch 颞下窝 B 型入路向前方的延伸，显露鼻咽、翼腭窝、鞍旁和蝶窦。

随着手术器械的改进和手术技术的提高，侧颅底手术理念也在更新，内镜可以辅助切除颈静脉孔肿瘤，尤其是对神经鞘瘤的切除，有时可以从乙状窦后入路通过扩大的颈静脉孔切除岩骨内肿瘤。迷路下经乳突入路也可以不用磨除过多的骨质，通过内镜进入术区深处切除显微镜下不能直视的肿瘤。

总之，侧颅底肿瘤手术入路还是非常复杂的，但是复杂中也有规律可循，我们既要掌握并运用好经典的侧颅底手术入路，也要随着新技术的发展，随时将新技术、新理念运用于侧颅底手术中。

第二章 听神经瘤的手术治疗

听神经瘤是最常见的侧颅底肿瘤，神经外科常采用乙状窦后入路切除听神经瘤，耳鼻咽喉头颈外科切除听神经瘤的手术方式除了乙状窦后入路外，还常采用经迷路入路和颅中窝入路（图2-1）。

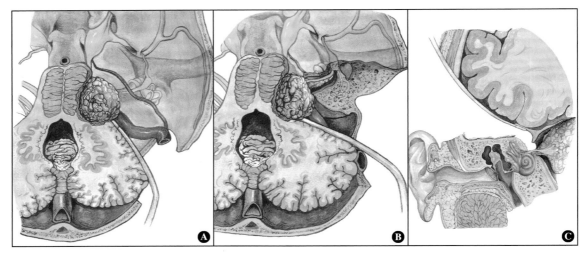

图 2-1　3种常用的听神经瘤手术入路示意图
A.乙状窦后入路；B.经迷路入路；C.颅中窝入路

一、乙状窦后入路开颅特殊情况

乙状窦后入路是神经外科处理脑桥小脑角（cerebello-pontine angle，CPA）病变常用的手术入路。术前的影像学检查非常重要，除要了解肿瘤的生长方式外，还要了解岩骨的特点，这样才有助于手术顺利完成及术后并发症的防治，有以下几种情况值得注意。

1. 乳突导静脉的识别　乳突导静脉汇入乙状窦和横窦的交角处，开颅到这个位置时，有时会见出血较多，需用骨蜡封闭；而有些患者乳突导静脉是缺如的。乳突导静脉存在时（图2-2），开颅钻孔需钻2孔，乳突导静脉上下各钻1孔，

乳突导静脉两孔之间的颅骨用咬骨钳咬开，这样出血易控制，如果用铣刀于两孔之间铣开骨瓣，乳突导静脉会撕裂，导致汹涌出血。乳突导静脉缺如时，开颅钻孔可以钻1孔，铣刀直接取骨瓣即可。

2. 乙状窦或横窦通常会在颅骨上形成乙状窦沟和横窦沟（图2-3A）　沟的深浅也具有临床意义，如果窦沟很平坦（图2-3B），提示横窦或乙状窦不发达，开颅时骨钻钻透颅骨后，不易辨认出窦的颜色，也就不容易确认钻孔是否到位。还有一些情况，窦沟非常发达，仅存一层乳突皮质骨，这种发达的乙状窦被称为乙状窦憩室（图2-3C），钻孔非常容易，但应注意钻孔时手部下压开颅钻的力度，避免损伤乙状窦。

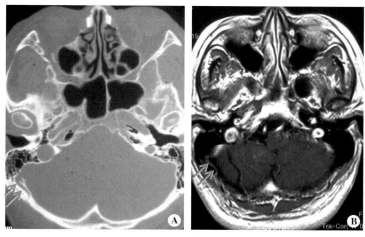

图 2-2　乳突导静脉

A. 岩骨 CT 平扫，可见骨管（红色箭头）为乳突导静脉管，乳突导静脉汇入横窦和乙状窦交角处；B. 术前增强 MRI，可见乳突导静脉显影（红色箭头），
与岩骨 CT 的乳突导静脉管位置吻合

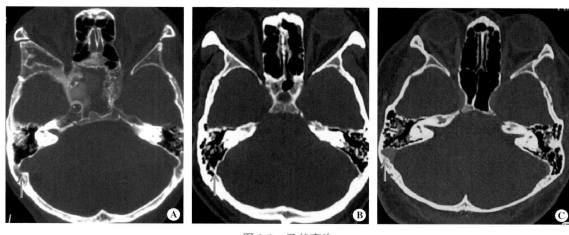

图 2-3　乙状窦沟

A. 正常深度的乙状窦沟；B. 岩骨 CT 平扫，可见乙状窦沟较平坦；C. 异常发达的乙状窦沟，可见窦沟表面仅存一层皮质骨

3. 乳突气化程度　有些乳突气化程度非常高，可气化至内听道后壁（图 2-4A，图 2-4B），甚至气化到颞骨鳞部（图 2-4C，图 2-4D）。气化至内听道后壁者，磨钻磨除内听道后壁骨质之后，应注意用肌肉和生物胶封闭磨开的内听道后壁，以防术后出现脑脊液漏。笔者认为用肌肉封闭要好于骨蜡。肌肉封闭在开放的内听道后壁气房处能起到聚集炎性物质的作用，漏口会越来越严密。

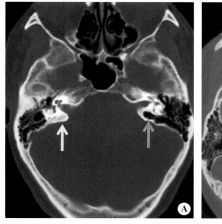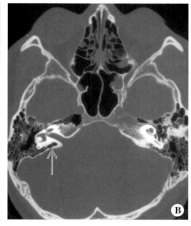

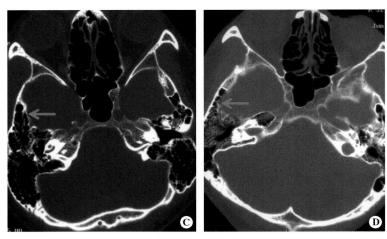

图 2-4　乳突气化程度

A. 岩骨 CT 平扫，左侧内听道后壁气化（红色箭头），对侧内听道后壁没有气化（黄色箭头）；B. 右侧内听道后壁气化（红色箭头）；C、D. 异常气化的岩骨，气化范围达到了颞骨鳞部（红色箭头），此种情况进行额颞开颅或颞枕开颅时应封闭开放的颞骨鳞部处气房，以防止术后发生脑脊液漏

为了防止脑脊液漏发生，乙状窦后入路开颅时笔者会用骨蜡封堵开放的乳突气房。但是，对于气化至颞骨鳞部的病例，行颞枕开颅或者额颞开颅时，气房也可能会开放，如果不注意封堵气房，术后同样会出现脑脊液漏，临床上很容易忽视这种情况。

二、听神经瘤术前合并脑脊液鼻漏的处理

脑脊液鼻漏是听神经瘤术后常出现的手术并发症之一，是脑脊液通过乳突气房进入鼻腔引起的，术前就存在脑脊液鼻漏的情况较少见。

【病例 1】

病史：

（1）患者，男性，43 岁，11 年前出现右侧面部疼痛，口服卡马西平可缓解，同时伴有右枕疼痛，偶剧烈头痛发作时伴眩晕，视物水平旋转。

（2）9 年前右耳听力下降（图 2-5），偶伴耳鸣；8 年前右耳听力丧失，同时出现轻度步态不稳及其他精细动作欠稳准。

（3）1 个月前出现右侧鼻腔漏液（图 2-5），平均 2 小时出现 1 次，为无色透明液体，无鼻塞，右侧面部疼痛剧烈频繁，卡马西平控制疼痛效果差。

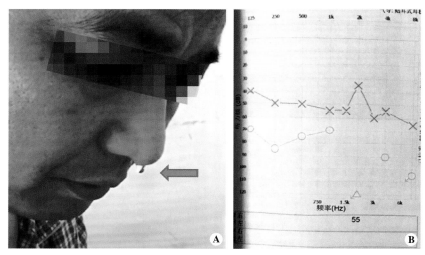

图 2-5　A. 患者低头后脑脊液从鼻孔流出（蓝色箭头）；B. 术前电反应测听，显示右耳听力明显下降

（4）查体：神清语利。视力：右0.7，左0.6，视神经盘水肿（图2-6），眼动充分，面纹对称，右侧听力下降，咽反射正常，悬雍垂居中，伸舌居中，四肢肌力正常，低头可见脑脊液从鼻腔流出。

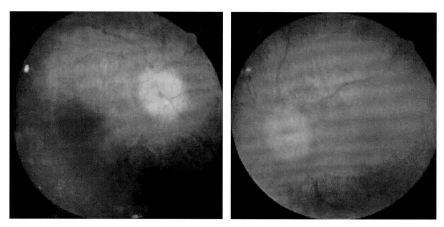

图 2-6　眼底，显示双侧视神经盘水肿

（5）术前影像学检查：CT可见肿瘤位于右侧脑桥小脑角区，岩骨平扫可见右侧内听道扩大（图2-7）。磁共振成像（MRI）可见肿瘤位于右侧脑桥小脑角区，等T_1及等长T_2信号，增强扫描显示肿瘤强化明显，幕上脑室扩张（图2-8）。

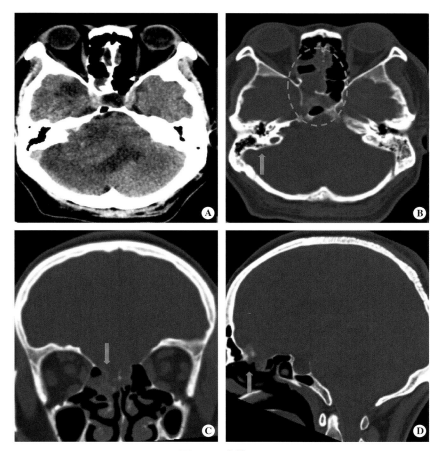

图 2-7　术前 CT

A. 术前CT平扫，可见肿瘤位于右侧脑桥小脑角，等低密度；B. 术前轴位岩骨CT平扫，可见右侧内听道扩大，乳突气房气化良好，未见炎症反应（红色箭头），右侧蝶窦及筛窦内可见窦腔内有液体存在（红色圆圈框内）；C、D.冠状位及矢状位骨窗平扫可见右侧前颅底骨质缺损（红色箭头）

诊断：右侧听神经瘤，梗阻性脑积水，脑脊液鼻漏。

术前讨论：首先考虑的问题是脑脊液鼻漏的原因，其次是脑脊液鼻漏和听神经瘤处理的先后顺序。听神经瘤术前合并脑脊液鼻漏非常少见。分析此例原因：一是考虑岩骨源性，术前岩骨骨窗 CT 可见内听道骨质破坏明显，有可能脑脊液通过破坏的岩骨发生脑脊液鼻漏，但是岩骨 CT 可见同侧的乳突气房气化良好，如果漏液为岩骨源性，乳突气房内会有液体的密度表现，也会有

乳突内黏膜的炎症反应，此例可以排除（图 2-7B）。二是考虑鼻源性，患者病史长达 11 年，术前 MRI 可见肿瘤体积巨大，还有梗阻性脑积水，长期处于颅内压增高状态，可能患者本身存在前颅底骨质发育异常，骨质菲薄或缺损，两方面因素导致患者出现脑脊液鼻漏。从术前的骨窗 CT 可见右侧筛窦及蝶窦内为液体密度（图 2-7B），前颅底骨质缺损（图 2-7C，图 2-7D），术前 MRI 可见空蝶鞍（图 2-8F），空蝶鞍为长期高颅压所致。

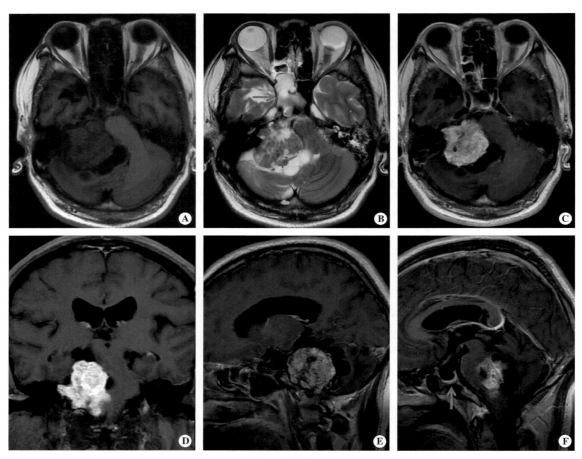

图 2-8　术前 MRI

A. T_1 平扫，可见肿瘤呈等 T_1 信号；B. 等长 T_2 信号，蝶窦及筛窦内可见液体信号（红色箭头）；C ～ E. 增强 MRI，可见肿瘤强化均匀明显，其中图 D 可见幕上脑室扩张；F. 矢状位 MRI 可见空蝶鞍（红色箭头）

治疗策略：基于上述考虑，笔者采取的治疗策略是先手术切除听神经瘤，降低颅内压，观察脑脊液鼻漏的转归情况，如果脑脊液鼻漏不改善，再行脑脊液鼻漏修补术。

手术入路：右侧枕下乙状窦后入路。

术中所见：剪开硬膜，见颅内压力较高，切除小脑半球外侧薄层脑组织，充分显露肿瘤，肿

瘤呈囊实性，灰黄色，质软，血供中等，与脑干、三叉神经、面神经及后组脑神经粘连紧密。肿瘤切除后颅内压力明显下降。

术后情况：肿瘤全切除（图 2-9），颅内减压充分，面神经功能保护良好（图 2-10）。术后患者脑脊液鼻漏明显减少，术前平均每 2 小时出现 1 次脑脊液鼻漏，术后偶尔出现。术后第 2 天开始

发热,第4天体温超过38℃,直至第11天体温正常。术后第5天行腰椎穿刺,压力120mmH₂O,脑脊液白细胞1250×10⁶/L,糖7.99mmol/L,蛋白3.46g/L,细菌培养阴性,之后几天脑脊液鼻漏消失。出院1个月随访未再出现脑脊液鼻漏。分析患者术

后脑脊液鼻漏消失的原因,一是颅内压下降,二是患者术后发热,脑脊液出现炎症反应,此时出现炎症反应对脑脊液鼻漏的愈合是有利的,脑脊液蛋白增高,聚集于漏口处,炎症反应促进漏口愈合。

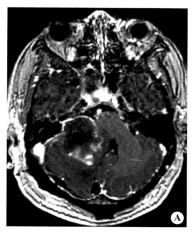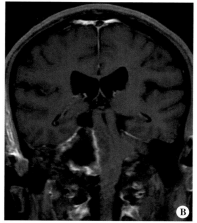

图2-9　术后MRI,肿瘤切除满意

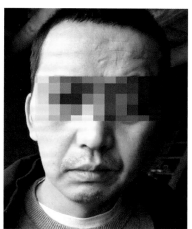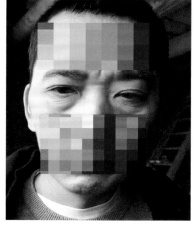

图2-10　术后1个月,面神经功能良好

小结:本例是听神经瘤术前合并脑脊液鼻漏,其本质是长时间的肿瘤病史导致脑积水和颅内压增高引起脑脊液鼻漏,治疗策略是先切除肿瘤以降低颅内压,颅内压力降低有利于漏口愈合。此外,脑脊液炎症反应也可能促进漏口愈合。

三、乙状窦后入路切除听神经瘤遇见高位颈静脉球的处理

高位颈静脉球为颈静脉球特别发达的状态,占用的空间较大,表现为颈静脉球穹顶升高,临床上

应引起注意,高位颈静脉球是正常的解剖变异,不是病理改变。CT骨窗图像上岩骨空泡状,因为颈静脉球本身就是静脉血管的一部分,增强MRI显示强化明显。如经验不足,则很容易将其诊断为颈静脉孔占位,甚至手术治疗或者行伽马刀治疗。

【病例2】(视频2-1)

病史:
(1)患者,男性,64岁。
(2)右侧耳鸣10年,听力下降3年。

视频2-1

（3）术前CT可见右侧颈静脉球的位置呈空泡状（图2-11），MRI可见高位颈静脉球明显强化（图2-12）。

手术入路：乙状窦后入路。

术中情况：术中见高位颈静脉球位于内听道的后下方，透过硬膜可见蓝色的静脉管壁，术中全切除肿瘤，同时也避免了高位颈静脉球破裂出血。

术后情况：术后MRI显示内听道内肿瘤也被全切除（图2-13），面神经功能良好（图2-14）。

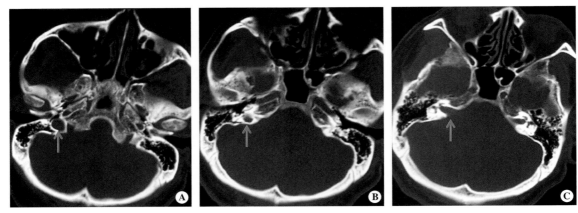

图2-11　术前岩骨 CT 平扫

A. 可见右侧颈静脉球位置较高，达到了外耳道水平；B. 可见颈静脉球的顶端达内听道的后缘（红色箭头示颈静脉球顶端）；C. 扩大的内听道

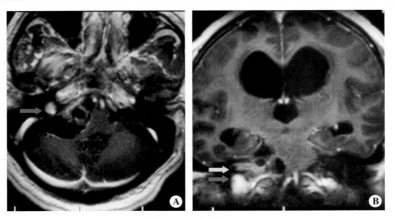

图2-12　术前 MRI

A. 轴位增强 MRI 可见右侧颈静脉球高位，显影清楚（红色箭头）；B. 冠状位增强 MRI 可见颈静脉球的顶端接近内听道的下缘（红色箭头示颈静脉球顶端），与内听道肿瘤接近（黄色箭头示内听道内肿瘤）

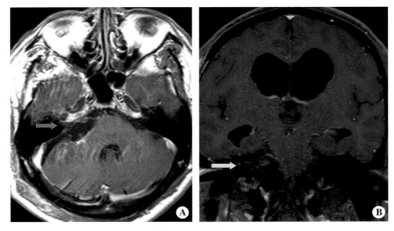

图2-13　术后 MRI

A. 轴位增强 MRI 可见肿瘤切除满意，内听道内肿瘤也予以切除（红色箭头）；B. 冠状位增强 MRI 显示肿瘤全切除，内听道内肿瘤也切除满意（黄色箭头）

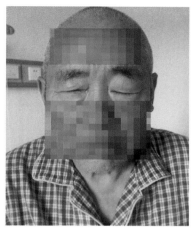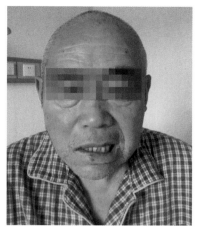

图 2-14　术后人面像，面神经功能保护良好

高位颈静脉球与颈静脉孔肿瘤的鉴别：

（1）高位颈静脉球一般没有后组脑神经受累的症状，颈静脉孔肿瘤通常有后组脑神经受累的症状。

（2）增强 MRI 显示高位颈静脉球均匀一致强化，颈静脉孔肿瘤通常不均匀强化或内部有流空征象。

（3）磁共振静脉成像（MRV）或血管造影，高位颈静脉球显示静脉管道完整，如为肿瘤往往有静脉回流中断。

（4）高位颈静脉球通常直径很小，基本上同乙状窦管壁的直径，而颈静脉孔肿瘤通常体积都比较大。

小结：乙状窦后入路切除听神经瘤在磨除内听道后壁骨质时可能会遇见高位颈静脉球，高位颈静脉球通常位于内听道口的后下方，明显者透过硬膜即可见到硬膜下方深蓝色的高位颈静脉球，多数情况是在磨除了一部分内听道周围骨质后才能看见高位颈静脉球，此种情况下磨除内听道后壁时不要向下方延伸过多，可向内听道口前上方多磨除一些骨质，以尽可能多地显露内听道。正常颈静脉球的位置和高位颈静脉球的位置从冠状位 MRI 上可以明显看出两者的不同（图 2-15）。选择经迷路入路时，高位颈静脉球不利于术野显露，通常是将颈静脉球周围岩骨磨除后将其显露出来，然后用骨蜡及止血纱布混在一起将高位颈静脉球压向下方来扩大空间。

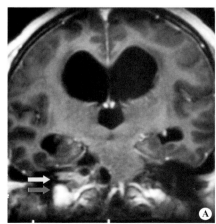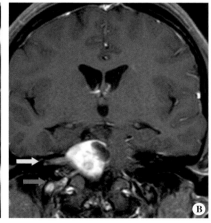

图 2-15　术前 MRI

A. 本例（病例 2）术前增强 MRI；B. 另一例正常高度颈静脉球的听神经瘤患者（红色箭头所示为颈静脉球顶端，黄色箭头所示为内听道内肿瘤），与图 A 相比，图 B 病例球顶距离内听道较远

【病例3】（视频2-2）

病史：

（1）患者，男性，46岁。

（2）左侧耳鸣伴左侧面部麻木1年余。

视频2-2

（3）此例听神经瘤侧为高位颈静脉球，术前岩骨骨窗CT平扫明显可见颈静脉球扩张（图2-16），

术前MRI不明显（图2-17）。

手术入路：乙状窦后入路。

术中所见：术中磨除内听道后壁时，颈静脉球被磨破一个小口，静脉血涌出，骨蜡封闭破口即可止血，可以继续磨除其他安全部位的内听道骨质。

术后情况：虽然颈静脉球被磨破一个小口，但术后患者未出现相关症状，术后的MRI显示颈静脉球于切除肿瘤后反倒明显了（图2-18）。

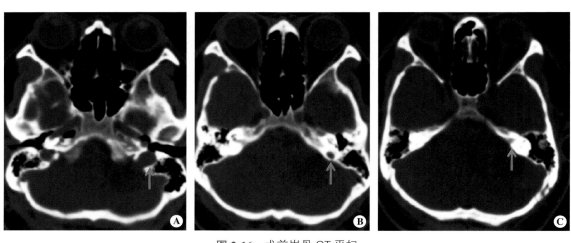

图 2-16　术前岩骨 CT 平扫

A. 可见左侧颈静脉球位置较高，达到了外耳道水平；B. 显示颈静脉球的顶端达内听道下方（红色箭头示颈静脉球顶端）；

C. 扩大的内听道

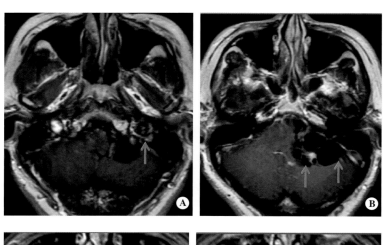

图 2-17　术前 MRI

A. 轴位增强 MRI 可见左侧颈静脉球高位，显影不清，容易忽略（红色箭头）；

B. 肿瘤主体

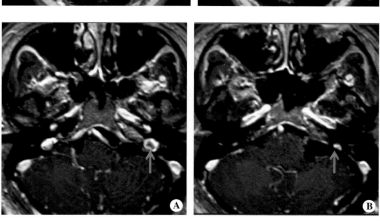

图 2-18　术后 MRI

A. 术后轴位增强 MRI 可见左侧颈静脉球高位，此时显影清楚（红色箭头）；

B. 内听道下缘水平，可见颈静脉球顶端显影良好

小结：术前仔细阅片非常重要，如为高位颈静脉球，应做到心中有数，术中避免高位颈静脉球破裂，由于高位颈静脉球为静脉的一部分。如果颈静脉球破裂，也不要惊慌，可用骨蜡或海绵压迫出血部位，比较容易止血。

乙状窦后入路切除听神经瘤术中遇见高位颈静脉球的 3 种处理方法：

（1）不处理高位颈静脉球，旷置高位颈静脉球周围骨质，磨除其周边内听道骨质。

（2）如需进一步显露，可于高位颈静脉球周围岩骨磨除后，应用骨蜡将其压向深处。

（3）如果高位颈静脉球破裂出血，骨蜡或海绵压迫止血即可。

四、保留听力的听神经瘤手术要点

【病例4】（视频2-3）

病史：

（1）患者，男性，26 岁。

（2）右耳听力下降，耳鸣 3 年，加重 1 个月。

（3）CT、MRI 显示肿瘤体积较小（图 2-19，图 2-20）。

视频2-3

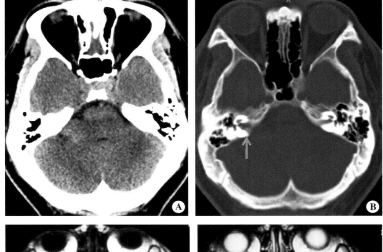

图 2-19　术前 CT

A. CT 平扫可见右侧脑桥小脑角区呈等密度；B. 岩骨 CT 可见右侧内听道扩大

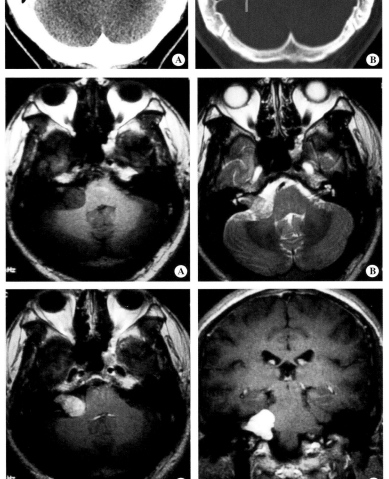

图 2-20　术前 MRI

A. 平扫 T_1 序列，肿瘤呈等 T_1 信号；B. 平扫 T_2 序列，肿瘤呈等 T_2 信号；C、D. 增强 MRI 可见肿瘤均匀强化

手术入路：乙状窦后入路肿瘤切除术。

术后情况：通过手术全切除肿瘤（图 2-21），患者术后保留有效听力，术后听力达 40dB 左右（图 2-22），耳鸣较术前减轻。由于手术极易损伤蜗神经，即使术后听力较术前听力下降 10 ～ 15dB，均可以认为保留了有效听力。

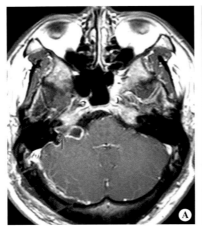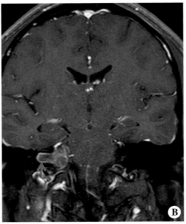

图 2-21　术后 MRI 可见肿瘤切除满意

红色箭头示内听道内肿瘤也被彻底切除

二、听力检查记录

频率（Hz）	左耳（dB）							右耳（dB）						
	250	500	1000	2000	3000	4000	6000	250	500	1000	2000	3000	4000	6000
气导实测值	5	5	10	15	25	25	20	10	20	40	40	45	40	45
骨导实测值														
仪器校正值														
年龄校正值														
气导														

左耳：语频　(-)　　　高频　(-)

右耳：语频　33dB　　高频　43dB

图 2-22　术后电反应测听

右耳听力较术前下降，但是均低于 50dB

小结：听神经瘤手术保留听力具有一定的挑战，保留听力的条件通常是肿瘤直径小于 2cm，听力在 50dB 以下，言语分辨率大于 50%。在此种条件下，术后听力保留率为 30% ～ 40%，有些中心报道能达到 60%。

蜗神经非常脆弱，牵拉、缺血等均可能引起蜗神经损伤，导致术后听力下降。蜗神经通常被肿瘤压迫呈薄片状，一般位于肿瘤腹侧下方或下极。手术时先行肿瘤中心部分减压，受压变薄的蜗神经才能看得更清楚，沿着肿瘤的周边与蜗神经进行分离。减少脑板对小脑的牵拉，如需要牵拉，也要轻柔牵拉，蜗神经表面有出血时不应电凝，用明胶海绵压迫止血即可。

【病例 5】

病史：

（1）患者，女性，24 岁。

（2）体检发现颅内占位 1 个月。

（3）查体：无明显阳性体征。

（4）头 MRI 显示左侧脑桥小脑角区占位性病变，肿瘤大小为 19mm×22mm×25mm（图 2-23）。

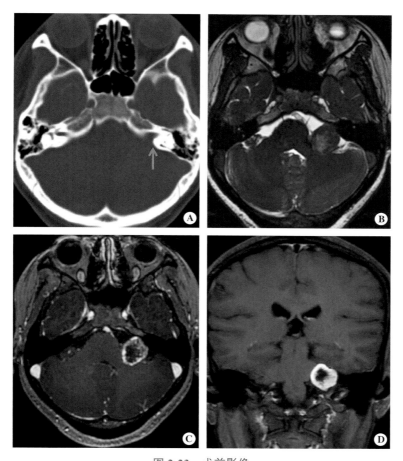

图 2-23 术前影像

A. 术前骨窗 CT，可见左侧内听道口扩大（红色箭头）；B. 轴位 T$_2$ 序列；C、D. 肿瘤不均匀强化

（5）此例术前没有蜗神经受累的症状，无耳鸣及听力下降，电反应测听显示听力在正常范围（图 2-24）。

手术入路：乙状窦后入路肿瘤切除术。

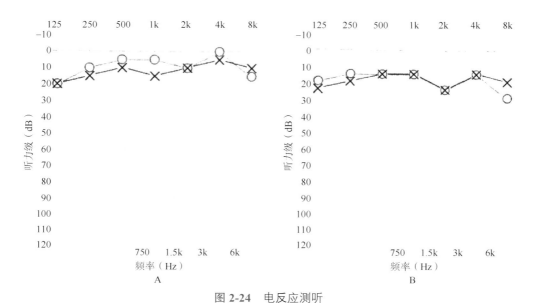

图 2-24 电反应测听

A. 术前电反应测听，患者双侧听力正常；B. 术后电反应测听，双侧听力在正常范围，左耳言语分辨率为 96%

术中所见：患者虽然内听道口有扩大，但术中见内听道处肿瘤集中在内听道口处，并未过多伸入内听道内，因此没有用磨钻磨除内听道后壁，减少了磨钻机械及噪声对蜗神经的影响。这两个条件使此患者的蜗神经得到了非常好的保护，术后听力没有下降，提示手术对蜗神经的干扰降到了最低。

术后情况：肿瘤全切除（图 2-25），术后电反应测听（图 2-24B）及脑干听觉诱发电位（图 2-26）提示听力水平正常。

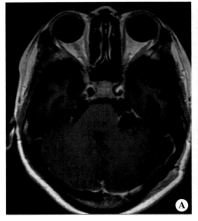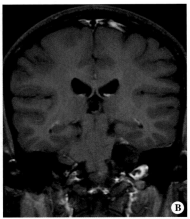

图 2-25　术后 MRI 显示肿瘤切除满意

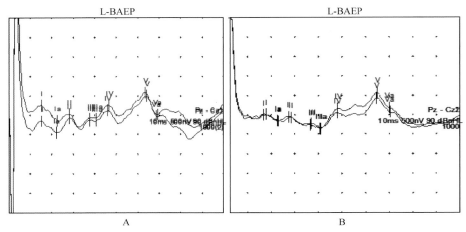

图 2-26　脑干听觉诱发电位（BAEP）
A. 术前 BAEP；B. 术后 BAEP，左侧脑干 Ⅰ～Ⅴ波均显示良好

小结：听神经瘤患者术后听力是否能保留，除了与术者的手术经验及手术技巧有关外，还与以下几种因素有关。

（1）肿瘤的大小：肿瘤越小，保留听力概率越高。

（2）术前听力水平：术前听力越好，术后保留听力概率越高。

（3）术前 BAEP 可见 Ⅴ 波，则保留听力概率高。

（4）肿瘤在内听道内生长的程度，内侧型较外侧型易保留蜗神经。

（5）蜗神经走行于肿瘤的腹侧较走行于背侧者保留听力相对容易。

【病例 6】

病史：

（1）患者，女性，37 岁，教师。

（2）发作性头痛、眩晕伴右侧耳鸣 5 月余。

（3）左耳慢性中耳炎多年。

（4）患者因为中耳炎导致左耳听力下降多年，本次发现右侧听神经瘤，体积较小（图 2-27）。

右侧听力下降，患者的职业为教师，如果右侧听神经瘤手术后患者出现面瘫或听力丧失，患者的职业生涯将会受到影响。

手术入路：枕下乙状窦后入路肿瘤切除术。

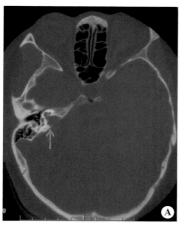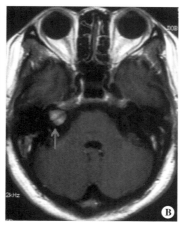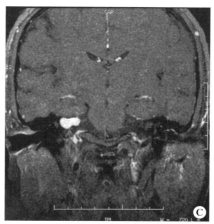

图 2-27 术前影像学表现

A. 术前骨窗 CT，内听道口扩大；B、C. 术前 MRI 可见肿瘤位于内听道及脑桥小脑角池内，实性，强化明显

术中所见：蜗神经位于肿瘤的下极，面神经位于肿瘤的腹侧上方（图 2-28），面神经和蜗神经被分离开。面神经与蜗神经还有一种解剖关系，即面神经位于蜗神经的下方，整个手术操作过程中不会与面神经直接接触（病例 4、病例 5 即为此种情况）。

术后情况：成功切除肿瘤，保留了面神经和蜗神经（图 2-29）。

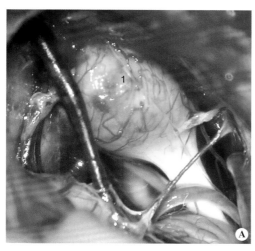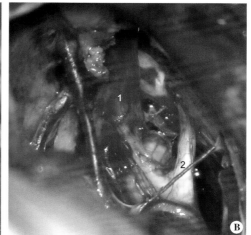

图 2-28 术中所见

A. 术中显露肿瘤（1. 肿瘤）；B. 肿瘤全切除后（1. 面神经，2. 蜗神经）

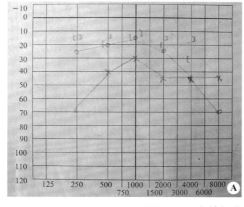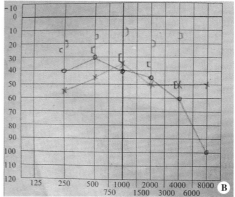

图 2-29 术前与术后电反应测听对比

A. 术前电反应测听，红色代表右侧听力；B. 术后电反应测听，术后右耳听力下降，但在有效听力范围内

五、乙状窦后入路切除高血供 听神经瘤

大型听神经瘤在影像学上有以下 3 种情况。

（1）大型囊性听神经瘤：此种类型肿瘤体积虽大，但血供一般，通常只在囊壁上有一些异常增生的血管（图 2-30A）。

（2）大型实性听神经瘤：此种类型肿瘤血供中等，肿瘤包膜与脑干之间会有一些增生的血管，肿瘤内偶尔会有病理性血管（图 2-30B）。

（3）实性高血供听神经瘤：肿瘤实性，肿瘤周边和肿瘤内部可见多条异常增生的血管（图 2-30C）。

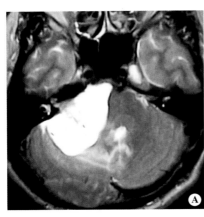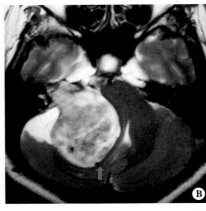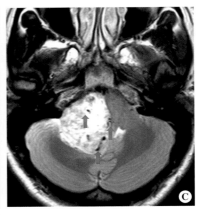

图 2-30 大型听神经瘤在影像学上的 3 种情况

A. 大型囊性听神经瘤，血供一般，MRI 未见异常增生的血管；B. 大型实性听神经瘤，肿瘤包膜与脑干之间会有一些增生的血管（红色箭头）；

C. 实性高血供听神经瘤，肿瘤周边和肿瘤内部可见多条异常增生的血管（红色箭头）

【病例 7】（视频 2-4）

视频 2-4

病史：

（1）患者，女性，25 岁。

（2）右耳听力下降 2 年，右侧面部疼痛 4 个月。

（3）查体：右侧听力丧失，余正常。

（4）MRI 可见肿瘤强化明显，肿瘤周围及肿瘤内部有异常增生血管（图 2-31，图 2-32）。

手术入路：乙状窦后入路肿瘤切除术。

术中所见：此例为典型的高血供听神经瘤，术中见肿瘤呈实性，质地略韧，血供异常丰富，出血较汹涌，肿瘤与面神经粘连比较紧密。患者年轻，对保留面神经功能要求较高，肿瘤近全切除，残留一小部分与面神经粘连紧密的肿瘤包膜（图 2-33）。

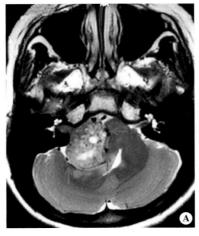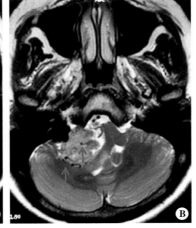

图 2-31 术前轴位 T_2 序列

肿瘤呈实性，肿瘤周边和肿瘤内部可见多条异常增生的血管（红色箭头）

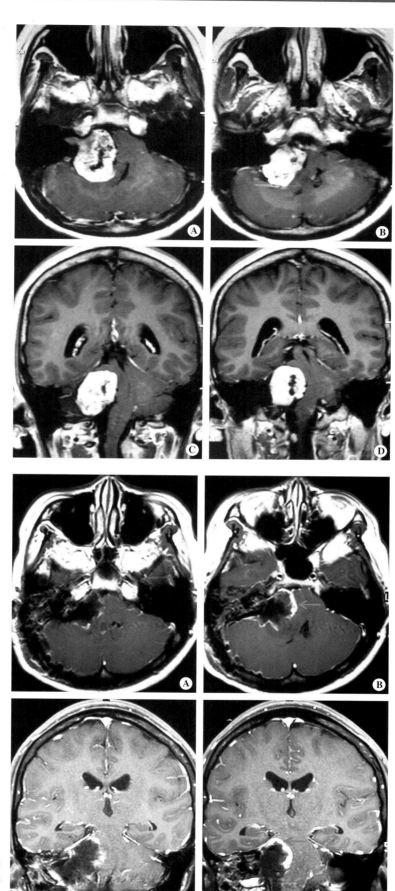

图 2-32　术前强化 MRI
肿瘤呈实性，强化明显，几乎没有大的囊变

图 2-33　术后强化 MRI
肿瘤近全切除，残留一小部分与脑干粘连紧密的肿瘤（红色箭头），肿瘤下方为面神经走行的位置

术后情况：术后患者面神经功能保留良好（图2-34）。

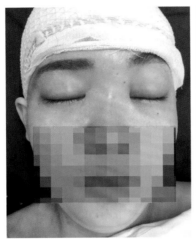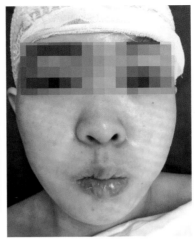

图2-34　术后人面像，面神经功能良好

小结：高血供听神经瘤与其他听神经瘤相比具有以下特点。

（1）青少年多见。

（2）发现时肿瘤体积较大。

（3）肿瘤均为实性，肿瘤内可见血管流空。

（4）手术中出血较多。

（5）面神经保留困难。

（6）肿瘤全切除困难。

高血供听神经瘤手术技巧：

（1）手术开颅的骨瓣一定要足够大。

（2）灼烧肿瘤的包膜，肿瘤中心减压，保持肿瘤有完整包膜界面。

（3）肿瘤包膜质脆，难以保持包膜界面者，一边切除肿瘤一边止血。

（4）出血难以控制时，应用粗头吸引器快速吸除肿瘤，尽快减容，以便分离肿瘤界面并止血。

（5）备用2套吸引器，进行自体血液回输，及时输血，血压能维持正常即可继续手术。

六、经迷路入路切除复发听神经瘤

【病例8】

病史：

（1）患者，女性，57岁。

（2）22年前行左侧听神经瘤切除术。

（3）近2个月出现头晕，偶有呕吐，饮水呛咳。

（4）查体：左侧面神经功能Ⅳ级（图2-35），左耳听力丧失。

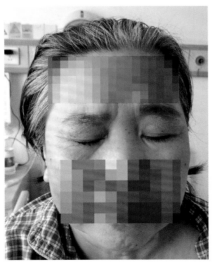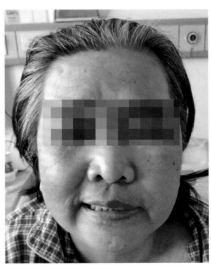

图2-35　术前左侧面神经功能Ⅳ级

　　术前讨论：此例为复发听神经瘤患者，22 年前采取乙状窦后入路手术切除听神经瘤，此次复发部位除脑桥小脑角外，内听道内也长满肿瘤，而且肿瘤穿透内听道底进入岩骨内，长入了岩骨的前方（图 2-36～图 2-38）。这种情况下采用乙状窦后入路，能够切除脑桥小脑角处肿瘤及内听道内肿瘤，但是长入岩骨前方的肿瘤则无法通过此入路切除。

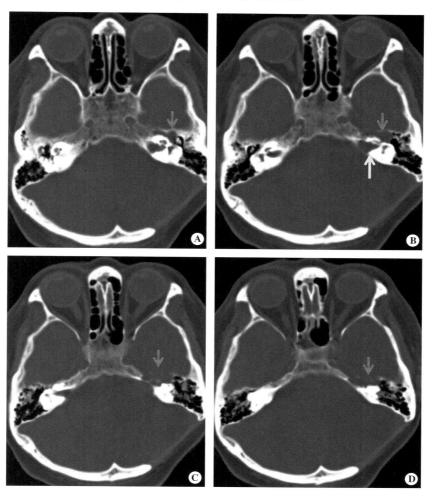

图 2-36　术前岩骨 CT
可见左侧内听道扩大（黄色箭头），左侧岩骨前方骨质也有破坏（红色箭头）

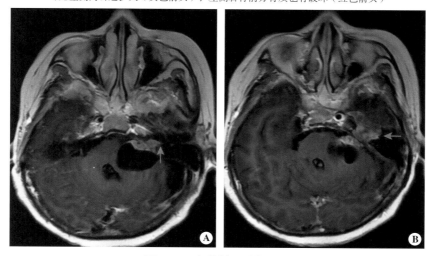

图 2-37　术前增强轴位 MRI
A. 可见肿瘤呈囊实性，肿瘤充满内听道（红色箭头）；B. 肿瘤穿透内听道向岩骨前方生长（红色箭头）

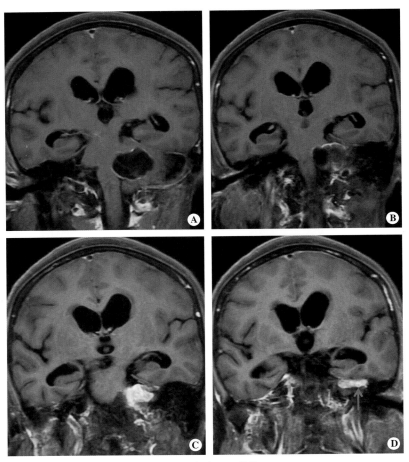

图 2-38 术前增强冠状位 MRI
可见肿瘤位于脑桥小脑角区及岩骨前方中颅底硬膜外（红色箭头）

对于听神经瘤手术，神经外科医师常用乙状窦后入路，耳科医师常用经迷路入路，两种入路各有适应证及优缺点，多数神经外科医师对经迷路入路不熟悉，了解较少，对所有的听神经瘤都用乙状窦后入路，但是有些特殊生长方式的听神经瘤，乙状窦后入路不能全切除肿瘤。

耳科医师切除听神经瘤手术入路更丰富一些，除乙状窦后入路外，还有经迷路入路、扩大经迷路入路、经耳囊入路、颅中窝入路。这些耳科入路从侧方进入术区，需磨除岩骨及其内部的一些结构。

（1）经迷路入路：磨除乳突气房，三个半规管、前庭、面神经垂直段不需显露出来。

（2）扩大经迷路入路：在经迷路入路的基础上进一步增加显露，显露至颅中窝、颅后窝硬膜及乙状窦后方硬膜，轮廓化面神经垂直段，必要时切除外耳道后壁，增加显露空间。

（3）经耳囊入路：在经迷路入路基础上向前显露，切除耳蜗，面神经垂直段不移位。

手术入路：经迷路入路听神经瘤切除术。

手术过程及术中所见：患者取仰卧位，头向对侧旋转，不用头架，行耳后弧形切口（图2-39），皮瓣向前方分离，颞肌"T"形切开，显露乳突（图2-40），磨钻磨除乳突气房，轮廓化乙状窦、面神经垂直段后壁、颅后窝及颅中窝硬膜，磨除半规管及前庭，显露内听道，去除乙状窦、颅中窝和颅后窝硬膜表面的骨壳（图2-41），剪开颅后窝硬膜，切除肿瘤。肿瘤切除后封闭鼓室窦开口，应用自体脂肪填塞术腔，逐层缝合。

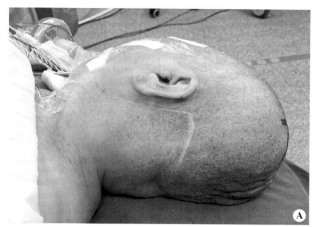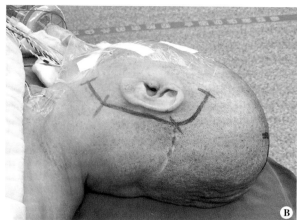

图 2-39 手术体位、切口

仰卧位，头右偏。A.瘢痕为前次手术切口；B.紫色弧线为本次手术切口

通常经迷路入路手术切口范围不需特别大，本病例主要是借助原手术切口的前缘和下缘，因此切口显得要大一些。切口前缘比较靠前是为了留出余地，如果显露岩骨前方肿瘤不充分，可以切断外耳道，磨除耳蜗，术中将半规管磨除后，即可见岩骨前方的肿瘤，顺着肿瘤继续向前磨除颅中窝骨质，因此能较充分显露出肿瘤。通过此间隙能够全切除岩骨前方的肿瘤（图 2-40，图 2-41）。

术后情况：患者术后面神经功能障碍较术前略加重，为 V 级，无呛咳，无脑脊液漏，术后复查 CT（图 2-42）及 MRI（图 2-43），显示肿瘤全切除。

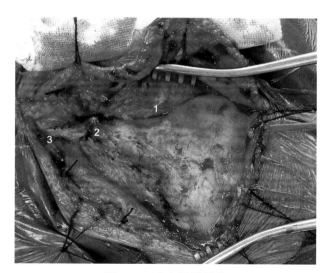

图 2-40 术中显露岩骨

1.外耳道；2.乳突尖；3.胸锁乳突肌

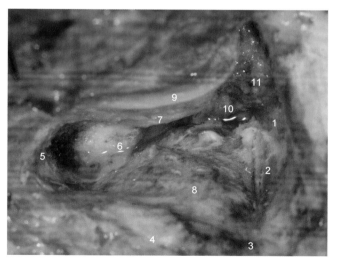

图 2-41 术中磨除乳突气房及迷路后显露出内听道及岩骨前方肿瘤

1.颅中窝硬膜；2.岩上窦；3.窦硬膜角；4.乙状窦；5.乳突尖；6.颈静脉球；7.面神经垂直段（表面有骨管覆盖而未被显露出来）；8.颅后窝硬膜；9.骨性外耳道后壁；10.内听道内肿瘤；11.岩骨前方肿瘤

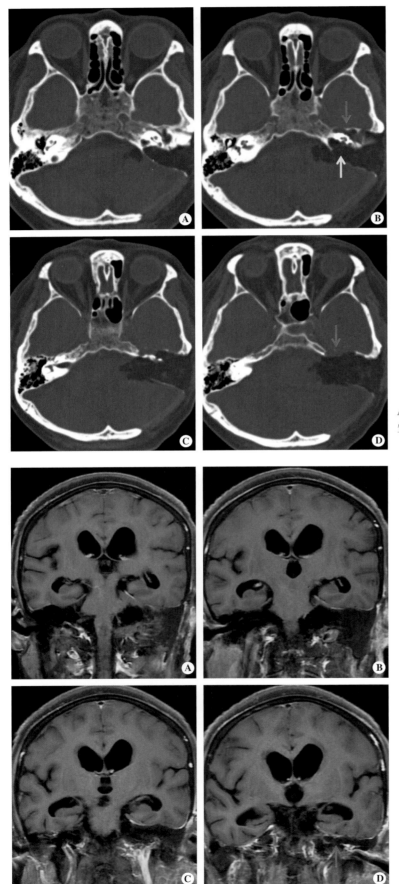

图 2-42　术后岩骨 CT 可见岩骨磨除范围
A. 可见耳蜗保留；B. 红色箭头为术前岩骨前方肿瘤所在位置，黄色箭头为术前内听道所在位置；C、D. 红色箭头为术前岩骨前方肿瘤所在位置

图 2-43　术后冠状位脂肪抑制像 MRI
肿瘤切除满意，岩骨前方肿瘤已经切除
（红色箭头）

2 型神经纤维瘤病（neurofibromatosis type 2，NF2）的典型表现为双侧听神经瘤和（或）颅内及椎管内的多发肿瘤，所以在制订治疗策略时应该考虑保护听力、处理多发肿瘤等问题。

一、双侧枕下乙状窦后入路切除双侧岩骨背侧脑膜瘤 + 左侧内听道听神经瘤

【病例 1】（视频 3-1，视频 3-2）

病史：

（1）患者，女性，51 岁。

（2）右侧耳鸣，头晕 1 年，加重伴听力下降 3 个月，偶有右侧面部抽搐，查体未见异常。

（3）CT 及 MRI 可见双侧岩骨背侧各有 1 个脑膜瘤，左侧内听道内有 1 个小的听神经瘤，幕上有 3 个脑膜瘤（图 3-1 ～图 3-3）。

术前讨论：本患者为 NF2，颅内多发肿瘤，左额、左顶部有 3 处小脑膜瘤，颅后窝双侧岩骨背侧各有 1 个体积较大的脑膜瘤，左侧内听道内有 1 个小听神经瘤。患者颅内肿瘤较多，目前的症状为颅后窝肿瘤引起的听力下降和头晕。处理思路如下：幕上 3 处脑膜瘤体积较小，也没有引起症状，先不考虑手术治疗，可以随诊观察或行伽马刀治疗。重点是处理幕下肿瘤，患者虽然有耳鸣、听力下降症状，但是术前的电反应测听显示双侧听力正常。手术既要保护患者的面神经功能，又需要保护患者的听力，至少要保住一侧有效听力，术前重点要考虑以下几个问题。

（1）是 Ⅰ 期手术切除，还是 Ⅱ 期切除，即一次手术切除双侧肿瘤，还是分次手术切除两侧肿瘤呢？

（2）如果采取分期手术，先切除左侧肿瘤还是切除右侧肿瘤呢？

（3）切除左侧肿瘤时是只切除脑膜瘤，还是脑膜瘤和听神经瘤一同切除呢？

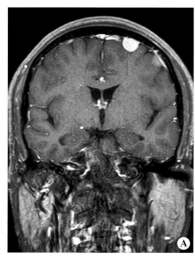
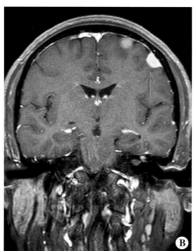
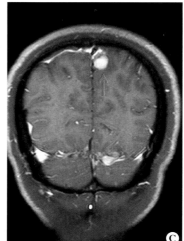

视频 3-1

视频 3-2

图 3-1　术前 MRI

显示幕上左额、左顶部有 3 处小的脑膜瘤（红色箭头）

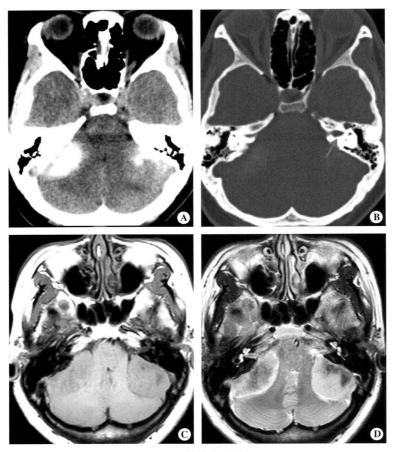

图 3-2　术前头颅影像

A. 术前 CT 平扫，双侧岩骨背侧混杂高密度，内有钙化；B. 岩骨薄层骨窗扫描，可见左侧内听道扩大（红色箭头）；C. 术前 MRI T_1 加权像显示双侧岩骨背侧肿瘤，等 T_1 信号；D. 术前 MRI T_2 加权像显示肿瘤呈混杂信号，主体呈等 T_2 信号，内含钙化成分，呈短 T_2 信号，左侧内听道底存在异常信号

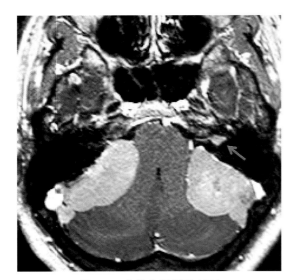

图 3-3　术前头颅增强 MRI

双侧岩骨背侧可见均匀一致强化的脑膜瘤，左侧内听道内可见小听神经瘤（红色箭头）

治疗策略：

（1）手术分两期进行，首先切除右侧岩骨背侧脑膜瘤，虽然肿瘤体积较大，但从术前影像学表现上可以判断岩骨背侧脑膜瘤属于内听道后型，面听神经被肿瘤推挤向前下方移位，保留面听神经的概率较高，如果切除右侧脑膜瘤后听力损伤明显，则左侧 2 个肿瘤先不处理，随诊观察。

（2）如果右侧脑膜瘤切除后，保留了右侧有效听力，则Ⅱ期行左侧肿瘤切除，因为已经保留了右侧有效听力，在切除左侧脑膜瘤的同时切除小听神经瘤，虽然小听神经瘤可以随诊观察，但是已经进行了左侧的开颅手术，加之存在有效听力的小听神经瘤早期手术听力保留的概率较高，万一手术没能保留左侧听力，患者可以依靠右侧的听力。

手术入路：右侧乙状窦后入路岩骨脑膜瘤切除术、左侧乙状窦后入路岩骨脑膜瘤切除术＋听神经瘤切除术。

术中所见：脑膜瘤基底位于岩骨背侧，肿瘤呈灰白色，质软，边界清楚，血供一般。左侧听神经瘤完全位于内听道内，呈灰黄色，质软，边界清楚，血供一般。

术后情况：先切除右侧岩骨脑膜瘤，术后1周进行电反应测听检查，提示保留了右侧有效听力，半个月后行左侧开颅手术，同时切除脑膜瘤和听神经瘤（图3-4），双侧面神经功能保留良好（图3-5），术后患者左侧有效听力也予以保留（图3-6）。

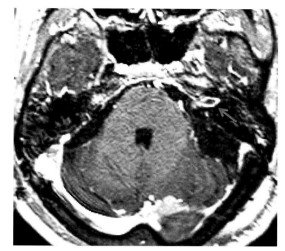

图3-4　术后头颅增强MRI

双侧岩骨背侧脑膜瘤、左侧内听道内小听神经瘤均予以全切除，红色箭头示切除听神经瘤后的内听道

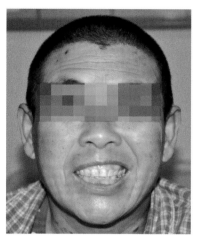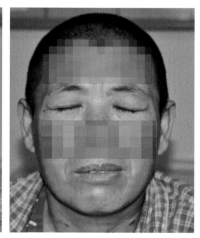

图3-5　术后人面像，面神经功能良好

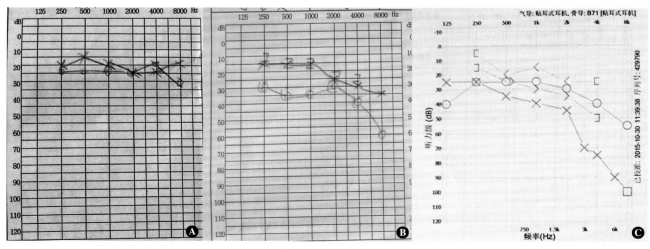

图3-6　电反应测听术前、术后对比

A. 术前电反应测听，双侧听力正常；B. 右侧岩骨脑膜瘤切除术后1周电反应测听，显示右侧听力较术前下降，但在有效听力范围内，患者右耳的言语分辨率为80%；C. 左侧肿瘤切除术后1周电反应测听，右侧听力较前好转，左侧听力较前下降，但仍保留了有效听力，左耳言语分辨率为64%

（红色曲线为右耳听力，蓝色曲线为左耳听力）

二、颞下联合远外侧入路切除巨大听神经瘤

【病例2】

病史：

（1）患者，女性，40岁。

（2）6个月前开始出现左侧听力下降、耳鸣、头晕等症状，2个月前左耳听力明显下降，1个月前开始出现视物模糊，步态不稳，行走时需他人搀扶，吞咽食物困难，饮水呛咳。

（3）10年前做过椎管内肿瘤切除术。

术前讨论：本例患者为NF2，双侧听神经瘤，右侧听神经瘤体积小，右侧听力正常，左侧听神经瘤体积巨大，无听力，同时上颈髓背侧偏左侧有1个神经鞘瘤（图3-7），其中2个肿瘤在同一侧。可以一次手术同时切除左侧2个肿瘤，但两者有一定的距离，体积大的肿瘤向幕上方向生长，且到达了中脑水平，质地较为硬韧，常规采取乙状窦后入路切除上颈髓肿瘤困难，切除突入幕上的那部分肿瘤也很困难，所以最后决定采用小脑幕上下联合入路。

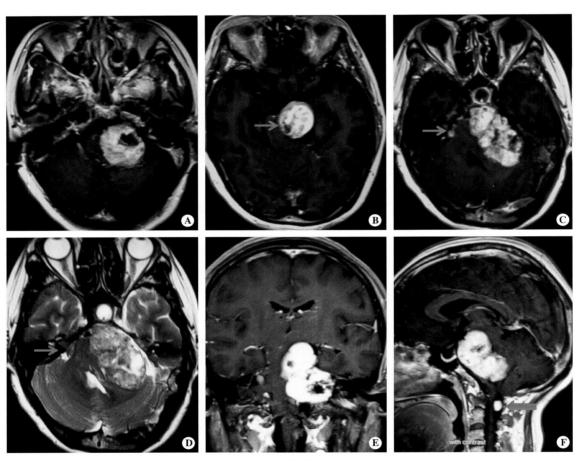

图3-7　术前MRI

A.可见左侧脑桥小脑角区肿瘤体积巨大，最大径为6.0cm，呈结节状，实质性；B、E.可见肿瘤突破小脑幕向幕上方向生长，整个脑干受压明显；
C、D.右侧有一小的听神经瘤；F.颈部椎管内可见一个小的神经鞘瘤（红色箭头）

手术入路：颞下联合远外侧入路肿瘤切除术。

术中所见：患者取右侧侧俯卧位，颞枕切口沿耳后延长至颈部，术中做了两个独立的骨瓣，颞枕骨瓣和乙状窦后骨瓣（图3-8），先剪开幕下硬膜，幕上硬膜暂不剪开，如果肿瘤能从乙状窦后间隙切除，幕上硬膜就不剪开。术中首先将上脊髓段神经鞘瘤切除，随后切除左侧大型听神经瘤，肿瘤质地硬韧，呈结节状，血供丰富，面神经受压呈薄片状，与肿瘤粘连紧密且包裹于肿瘤结节之中。肿瘤上极突入小脑幕上

间隙，与中脑粘连紧密，从幕下无法将上极肿瘤切除干净，所以，将幕上硬膜剪开，利用颞下间隙将幕上残存的肿瘤切除。肿瘤近全切除（图3-9），面神经功能保留，电生理监测显示脑干端面神经0.05mA电刺激量，引出明显的动作电位。

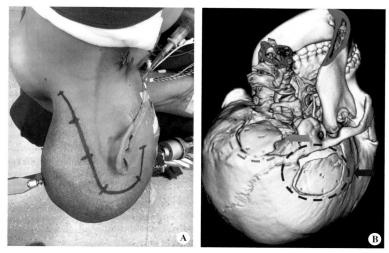

图 3-8　手术切口及骨瓣示意图

A.手术切口，颞下联合远外侧入路；B.手术开颅骨瓣，蓝色为幕上骨瓣，红色为幕下骨瓣

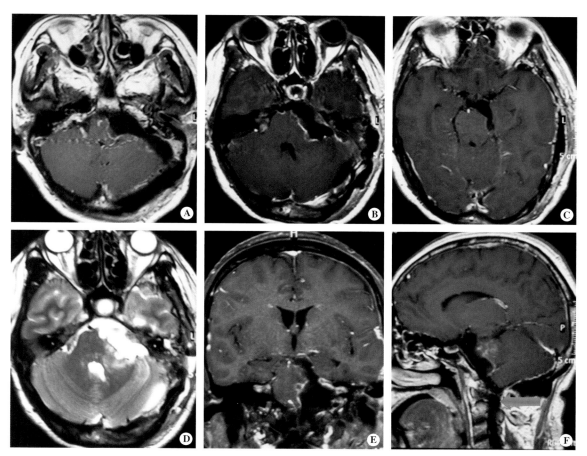

图 3-9　术后MRI

可见肿瘤切除满意，箭头所示为颈部小的神经鞘瘤术前所在位置

术后情况：至于右侧的小听神经瘤，患者目前右耳存在听力，因此选择随诊观察，暂不处理。对于NF2患者，如果决定手术，就要力争一次手术尽可能多切除一些肿瘤，避免多次手术。此例听神经瘤体积巨大，保护面神经非常困难，但是术中只要仔细辨认、细致操作，还是能够保留面神经的，患者术后面神经功能Ⅲ级（图3-10）。

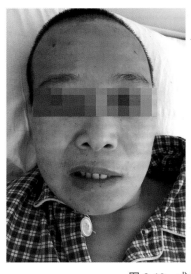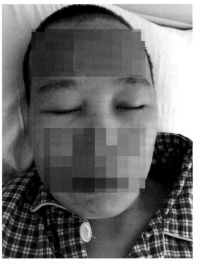

图3-10　术后2周人面像

示齿口角略向右偏，眼睑闭合良好，面神经功能Ⅲ级

三、远外侧入路切除肿瘤

【病例3】

病史：

（1）患者，女性，35岁。

（2）2005年外院行右侧听神经瘤切除术。

（3）2006年外院行左侧听神经瘤切除术。

（4）2007年外院行$C_{1\sim2}$神经鞘瘤切除术。

（5）1年前开始出现右侧肢体活动差，复查MRI发现肿瘤复发，1个月前再次复查MRI发现肿瘤进一步增大。

（6）查体：双侧面瘫，双侧听力下降，左侧肢体肌力3级，右侧肢体肌力4级，左侧肢体感觉减退，共济失调。

术前讨论：患者存在颅内及椎管内多发肿瘤，且4个体积较大的肿瘤位于右侧，对患者目前症状影响最大的是$C_{1\sim2}$神经鞘瘤（图3-11），患者家属起初只希望能切除1个肿瘤，改善症状就可以了。如果只切除1个肿瘤，其他3个肿瘤近期还

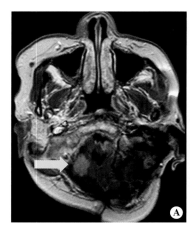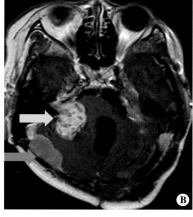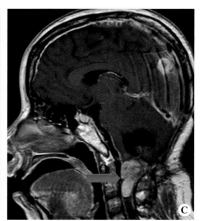

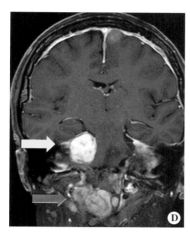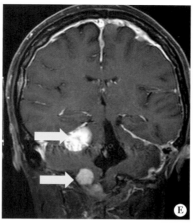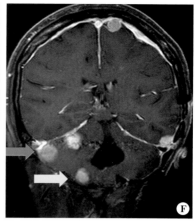

图 3-11　术前 MRI

可见颅内多发肿瘤，体积较大的肿瘤一共 4 处，均位于右侧。$C_{1\sim2}$ 水平的复发神经鞘瘤（红色箭头）、右侧后组脑神经鞘瘤（蓝色箭头）、脑桥小脑角听神经瘤（黄色箭头）及横窦脑膜瘤（绿色箭头）

会对患者造成影响，仍需开颅手术，患者的创伤及就医费用都会增加，除 $C_{1\sim2}$ 神经鞘瘤外，MRI 可见右侧颅后窝 3 个肿瘤，而且患者前次手术开颅也是远外侧切口，最后决定行远外侧开颅手术，一次切除 4 个肿瘤。

NF2 患者通常存在多发肿瘤，应一次手术尽可能多切除一些肿瘤，延长患者的生存时间和改善症状，避免短期内再次手术。

手术入路：远外侧入路肿瘤切除术（图 3-12）。

术中所见：第 1 个切除 $C_{1\sim2}$ 神经鞘瘤，此处为复发肿瘤，与周围组织及颈髓粘连紧密，近全切除；第 2 个切除横窦处肿瘤，此处肿瘤侵入横窦内，近全切除；第 3 个全切除后组脑神经鞘瘤；第 4 个全切除右侧复发听神经瘤。最终切除 4 个肿瘤

（图 3-13）。病理回报：横窦处肿瘤为脑膜瘤，其余 3 处肿瘤均为神经鞘瘤。

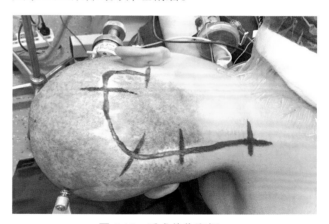

图 3-12　手术体位和切口

取前几次手术原切口，并向颈部延长

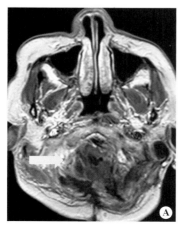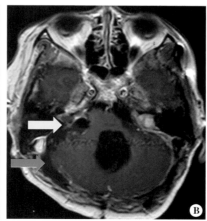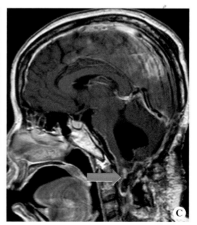

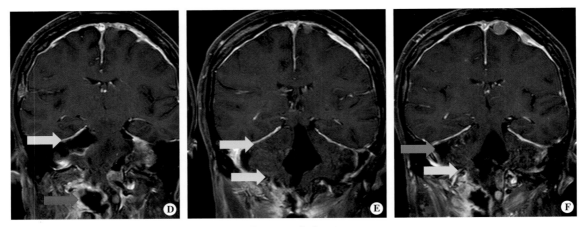

图 3-13　术后 MRI

可见 $C_{1\sim2}$ 水平的复发神经鞘瘤（红色箭头）近全切除，右侧后组脑神经鞘瘤（蓝色箭头）全切除，脑桥小脑角复发听神经瘤（黄色箭头）全切除及横窦脑膜瘤（绿色箭头）近全切除

术后情况：术后患者恢复良好，无呛咳，无肺炎，左侧肌力较术前好转，能够达到 4 级，左手手指可以伸展及抓握，生活质量得到了改善。

脑桥小脑角脑膜瘤通常位于岩骨的背侧，但有时会侵入乙状窦，若术中因担心大量出血而残留乙状窦内肿瘤，肿瘤可能会复发，其实乙状窦内的肿瘤处理起来是非常安全的。

一、乙状窦后入路切除侵犯乙状窦的脑膜瘤

【病例 1】（视频 4-1）

病史：

（1）患者，女性，43 岁。

（2）间断头痛 3 年余。

（3）查体未见异常。

（4）CT 可见肿瘤有钙化（图 4-1），MRI 显示肿瘤突入乙状窦内（图 4-2）。

视频 4-1

术前讨论：此例是典型的岩骨背侧脑膜瘤，肿瘤位于内听道后部，内听道后部的岩骨背侧脑膜瘤手术难度不大，但是此例肿瘤长入了乙状窦内，且侵犯了小脑幕，突入了幕上，如果侵犯乙状窦内肿瘤及侵犯小脑幕的肿瘤不切除，肿瘤很容易复发。

手术入路：乙状窦后入路肿瘤切除术。

术中所见：乙状窦后开颅骨瓣的前缘通常将乙状窦后缘显露出来即可，侵犯乙状窦的脑膜瘤开颅时需将乙状窦的前缘也充分显露出来（图 4-3），肿瘤侵入乙状窦内，乙状窦静脉回流功能丧失，MRV 显示对侧横窦及颈内静脉代偿良好，术中切除乙状窦内肿瘤后，乙状窦漏口会很大，已无法保留完整乙状窦，需结扎乙状窦或进行填塞止血。

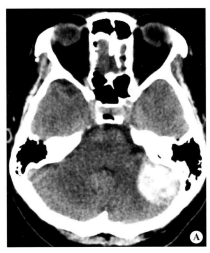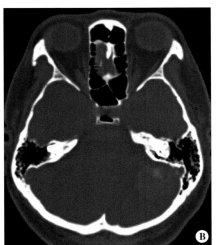

图 4-1 术前 CT

A. CT 平扫，可见左侧脑桥小脑角区实性占位，高密度，提示肿瘤有钙化；B. 岩骨骨窗像，未见骨质增生及破坏

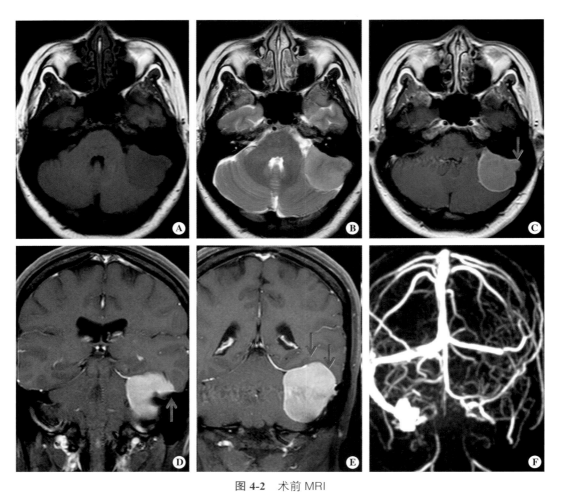

图 4-2　术前 MRI

A ～ C. 肿瘤呈等 T_1、等 T_2 信号，肿瘤突入乙状窦内（图 C 红色箭头）；D、E. 冠状位增强 MRI 可见肿瘤突入幕上（红色箭头）；F. 术前 MRV 可见左侧乙状窦通畅欠佳，对侧横窦回流代偿良好

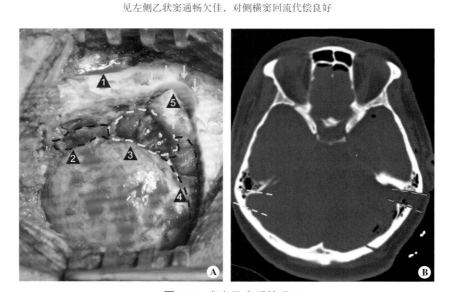

图 4-3　术中及术后情况

A. 术中开颅照片（1. 外耳道位置；2. 乙状窦；3. 乙状窦及横窦交界处可见被肿瘤占据；4. 横窦；5. 颅骨处钻孔）；B. 术后 CT 证实骨瓣前缘至乙状窦的前缘

侵犯小脑幕处肿瘤需沿着肿瘤周边剪开并去除受累的小脑幕，肿瘤侵入小脑幕内，切除肿瘤时应连同小脑幕一同切除，否则肿瘤很难切除干净。

术后情况：肿瘤全切除，包括侵犯乙状窦及　小脑幕处的肿瘤，均予以切除（图 4-4）。

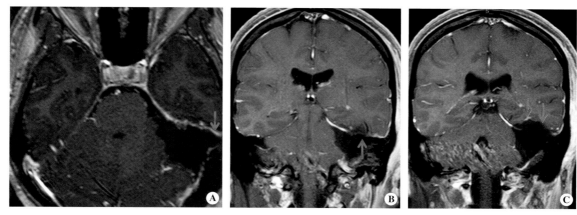

图 4-4　术后 MRI 显示肿瘤切除干净

A. 乙状窦内肿瘤切除干净（红色箭头示乙状窦位置）；B、C. 显示小脑幕处肿瘤切除后情况（红色箭头）

小结：对于一些侧颅底手术，如侵犯乙状窦的肿瘤，尤其颈静脉孔区肿瘤，经常涉及需要牺牲受累侧的乙状窦、颈静脉球或颈内静脉。术前需做好颅后窝静脉回流代偿评估，常规行 MRV 检查或数字减影血管造影（DSA），确定病变侧静脉系统不通畅，且对侧代偿良好，在手术需要时可以牺牲病变侧乙状窦及其之后的静脉通道，不会引起神经系统障碍。横窦水平不要轻易阻断静脉系统，因为枕叶、颞叶及小脑半球会有静脉回流入横窦，如果阻断横窦，则可能引起静脉回流障碍，导致脑水肿。

二、乙状窦后入路切除侵犯乙状窦的孤立性纤维瘤

【病例 2】

病史：

（1）患者，女性，55 岁。

（2）恶心、呕吐伴步态不稳 3 个月。

（3）2 年前在外院行左颞部脑膜瘤切除术。

（4）查体：左侧肌力 4 级，右侧 5 级，余未见异常。

术前讨论：此例为小脑幕肿瘤，位于幕上并侵犯横窦，外院第 1 次手术将其大部分切除，残存横窦处肿瘤（图 4-5），如果是 Ⅱ、Ⅲ 级脑膜瘤或孤立性纤维瘤，肿瘤会生长很快。该患者手术后 2 年肿瘤复发，复发肿瘤严重侵犯横窦及乙状窦，主体向幕下生长（图 4-6，图 4-7）。

手术入路：乙状窦后入路肿瘤切除术。

术中所见：取下乙状窦后的骨瓣后，将岩骨向前方磨除直至肿瘤的前界，肿瘤呈灰红色，质软，部分质地硬韧，血供丰富，侵入岩骨内的肿瘤边界不清楚，最终将乙状窦内及横窦内肿瘤一同切除（图 4-8）。

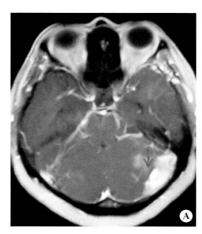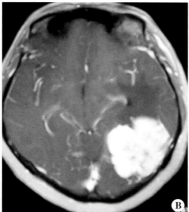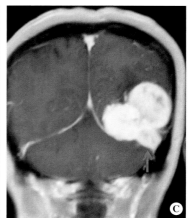

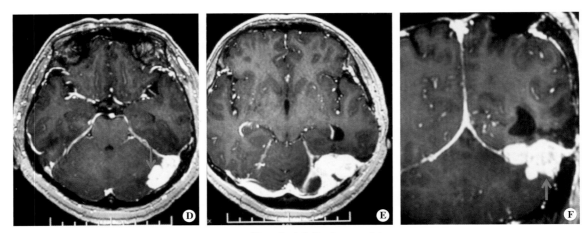

图 4-5 第 1 次手术前后 MRI 对比

A ~ C. 第 1 次手术前 MRI，可见肿瘤位于幕上，基底在小脑幕上，并长入横窦内（图 A 和图 C 红色箭头）；D ~ F. 第 1 次手术后 MRI，可见肿瘤大部切除，侵犯横窦处肿瘤残留（图 D 和图 F 红色箭头）

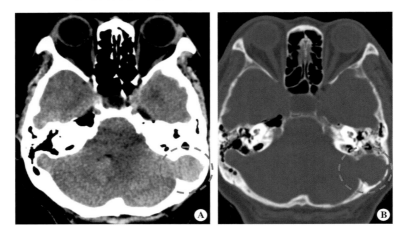

图 4-6 本次手术前 CT

A. CT 平扫可见左侧乙状窦沟明显扩大（红色圆圈），其内为肿瘤，呈等密度；B. 岩骨骨窗 CT 可见乙状窦沟呈膨胀性明显扩大（红色圆圈）

术后情况：患者术后恢复良好，术后病理提示为孤立性纤维瘤，肿瘤切除后，因颅后窝硬膜缺损，皮下积液始终存在，进行局部引流及加压包扎，出院时明显好转，皮下积液基本消失。患者出院 3 周后出现鼻腔漏液，为迟发脑脊液漏。考虑脑脊液漏与硬膜缺损有关，脑脊

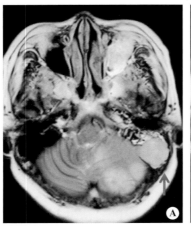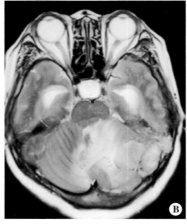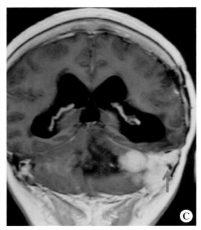

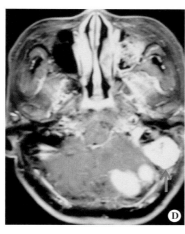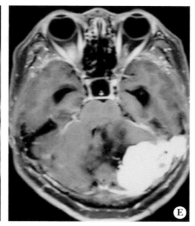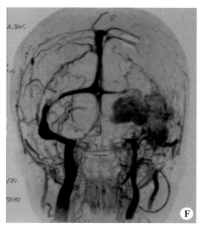

图 4-7　本次手术前 MRI 和 MRV 表现

A ～ E. 本次术前 MRI，肿瘤呈结节状，瘤周水肿明显，主体位于幕下，突入乙状窦内（图 A 和图 D 红色箭头）；F. MRV 可见左侧乙状窦闭塞，
对侧横窦代偿良好

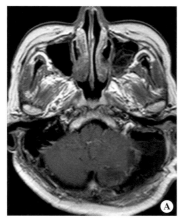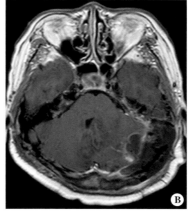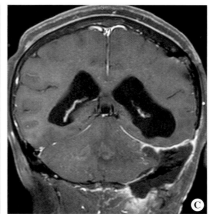

图 4-8　本次手术后 MRI

肿瘤切除满意，横窦和乙状窦内的肿瘤均已切除

液是从乳突气房漏出。脑脊液漏的处理通常考虑一是腰大池引流，二是开颅重新修补漏口。但是，此例患者就诊时皮下积液较多，MRI 也提示积液范围较大（图 4-9A），考虑漏液直接来源于皮下积液，如果皮下积液消失，则脑脊液漏也会好转，因此，处理方法是抽取皮下积液，加压包扎切口，脑脊液漏消失（图 4-9B），避免了腰大池引流。

图 4-9　术后复查 MRI

A. 术后 3 周出现脑脊液漏时复查 MRI，可见皮下与瘤腔相通，大量积液（蓝色虚线区域为积液区，红色箭头示颅骨）；

B. 抽出皮下积液，皮下积液消失后复查 MRI，可见瘤腔内积液明显减少

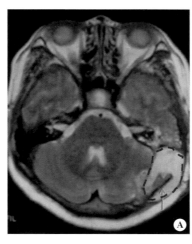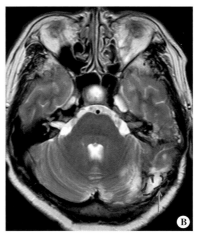

第五章 后组脑神经鞘瘤的手术治疗

后组脑神经可以分为脑干段、脑池段、颅骨段及颅外段。临床常见的后组脑神经鞘瘤多发生于神经的脑池段及颅骨段，少数肿瘤涉及脑干段。后组脑神经鞘瘤可以沿着神经走行发生在任何一个位置，颅内可见于脑桥小脑角区肿瘤，如肿瘤没有长入颈静脉孔内，诊断上易与听神经瘤相混淆，除了症状上的差异外，影像学上，后组脑神经鞘瘤位置较低，对延髓挤压明显，将脑桥向上方推挤，内听道不扩大（图5-1）。

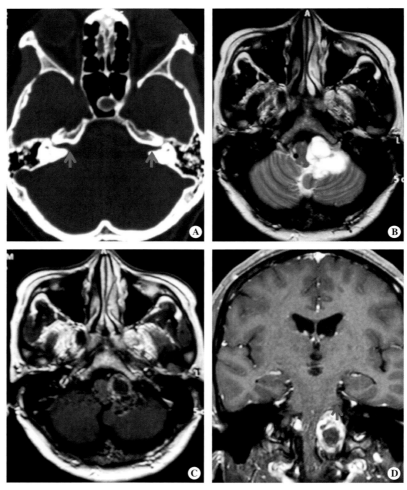

图 5-1 后组脑神经鞘瘤病例
A. 术前 CT，可见双侧内听道形态正常，无扩大（红色箭头）；B. 术前 MRI T_2 序列，肿瘤呈长 T_2 信号，肿瘤位置较低，推挤延髓；C. 增强 MRI，可见肿瘤不均匀强化；D. 冠状位 MRI，可见肿瘤将脑桥向上方推挤（红色箭头示脑桥）

一、乙状窦后入路切除后组脑神经鞘瘤

【病例1】（视频5-1）

视频 5-1

病史：

（1）患者，男性，49岁。

（2）进食或运动后呕吐1个月。

（3）查体：面纹对称，左眼闭目力量弱，左侧面肌痉挛，后组脑神经体征阴性。

（4）影像学上可见肿瘤嵌入脑干内，邻近第四脑室，肿瘤累及脑神经的脑干段和脑池段（图5-2，图5-3）。

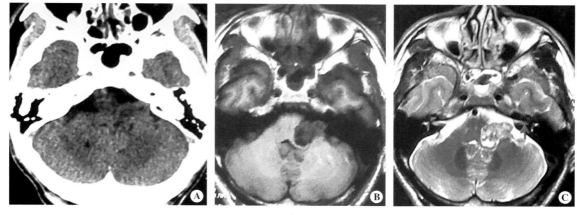

图 5-2　术前影像学表现

A. CT扫描可见肿瘤位于左侧脑桥小脑角区，等密度；B. 术前MRI T$_1$序列，肿瘤呈长T$_1$信号；C. 术前MRI T$_2$序列，肿瘤呈长T$_2$信号，内听道结构正常，未见病变（红色箭头示内听道）

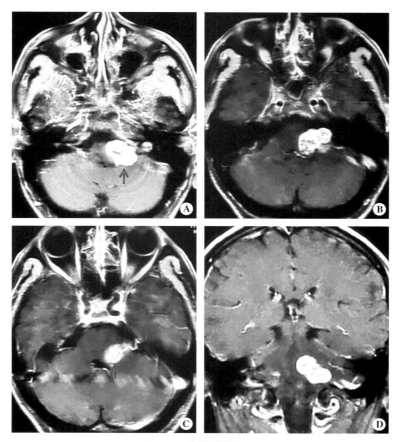

图 5-3　术前增强 MRI

A、B. 可见肿瘤位置较低（红色箭头）；C、D. 此层面可见肿瘤嵌入脑干内，邻近第四脑室（红色箭头）

术前讨论：此类后组脑神经鞘瘤的肿瘤主体位于脑桥小脑角区，手术方法与听神经瘤类似，但是要比听神经瘤简单一些，因为面神经通常位于肿瘤的上极，肿瘤与面神经粘连不紧密，所以保留面神经要比听神经瘤手术容易。偶尔有一小部分肿瘤长入颈静脉孔处，操作上也不复杂，乙状窦后入路完全可以将其切除。

手术入路：枕下乙状窦后入路肿瘤切除术。

术中所见：面神经、前庭蜗神经被肿瘤推挤向上方移位，肿瘤起源于迷走神经的根丝，舌咽神经及迷走神经覆盖于肿瘤表面（图5-4），在脑神经的间隙内切除肿瘤，其中嵌入脑干深方的肿瘤切除较困难。

通常面神经位于此类肿瘤的上方（图5-4），肿瘤与面神经无粘连，术中对面神经影响非常小，但是患者术后仍然出现了面瘫，究其原因，迷走神经脑干段的肿瘤距离面神经核非常近，手术虽然没有损伤面神经，但是切除脑干内肿瘤时，有可能损伤了面神经核或走行于脑干内的面神经，所以患者术后出现了面瘫，这种损伤是核性损伤，

不易恢复。

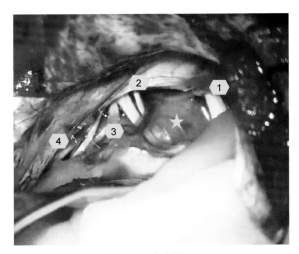

图 5-4　术中所见

黄色五角星为肿瘤。1. 面神经、前庭蜗神经；2. 舌咽神经；
3. 迷走神经；4. 副神经

术后情况：手术将肿瘤全切除，术后 MRI 可见小脑和脑桥臂水肿明显（图5-5），为肿瘤位置深在，切除深部肿瘤需一定的力度牵拉小脑所致。术后面神经功能Ⅳ级（图5-6）。

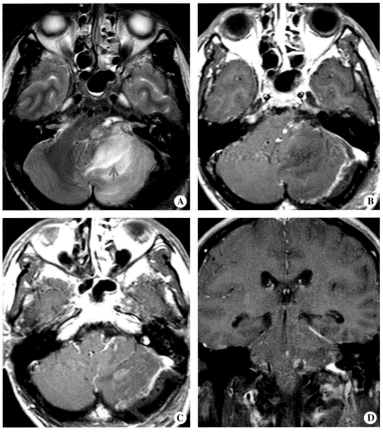

图 5-5　术后 MRI

A. MRI T_2 序列，可见小脑水肿较严重（红色箭头）；B ～ D. 术后增强 MRI，可见肿瘤切除满意

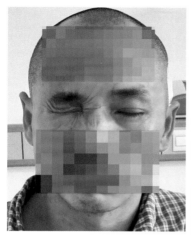
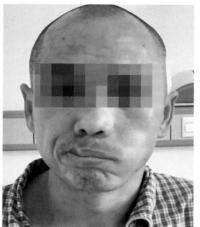

图 5-6　术后人面像，左侧面神经功能Ⅳ级

二、颈部后组脑神经鞘瘤的手术治疗

【病例 2】（视频 5-2）

病史：

视频 5-2

（1）患者，女性，60 岁。

（2）间断头晕 3 年。

（3）查体：右侧面颊压痛，无呛咳，无声音嘶哑。

（4）MRI 可见肿瘤完全位于颈部，是后组脑神经颅外段起源的肿瘤，肿瘤沿着颈动脉鞘的周围生长（图 5-7）。

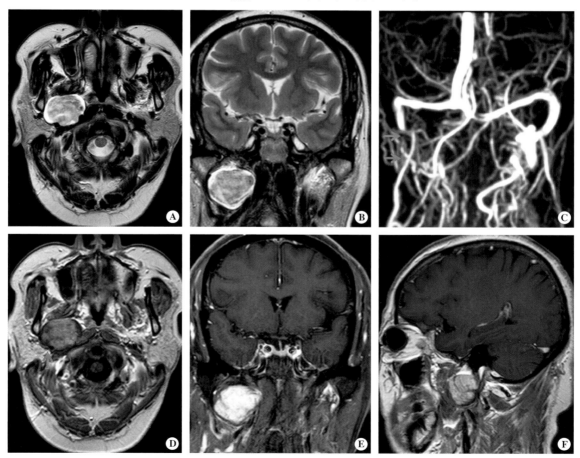

图 5-7　术前 MRI 和 MRV 表现

A、B. 术前 MRI，可见肿瘤位于颈部，呈圆形；C. MRV 可见右侧部分乙状窦、颈静脉球及颈内静脉不显影（红色箭头）；D. 红色箭头示颈内动脉的位置；E. 冠状位；F. 矢状位 MRI 所见

手术入路：经颈部入路。

术中所见：手术取颈部沿胸锁乳突肌前缘切口，此类肿瘤起源于后组脑神经，肿瘤的上极往往位于颈静脉孔的外口附近，位置较深，且有乳突尖遮挡，手术切口还需附加耳后乳突周围弧形切口（图 5-8），这样显露肿瘤上极更方便，必要时可以磨除一小部分乳突尖以增加操作空间。肿瘤为典型的鞘瘤，呈灰黄色，质地软，边界清楚，血供一般。

术后情况：肿瘤全切除（图 5-9），术后患者未出现后组脑神经损伤症状。

小结：生长至颈部的神经鞘瘤，肿瘤的最外层通常由肿瘤的包膜构成，脑神经往往粘连于肿瘤包膜上，有时分离困难，如果包膜内切除肿瘤，包膜上可能会残留肿瘤，但术后患者的后组脑神经损伤症状较轻。如果彻底切除肿瘤，需将肿瘤包膜连同载瘤神经一同切除，这种情况下术后患者的后组脑神经损伤症状较重。

由于肿瘤完全位于颈部，此类手术需了解颈部的解剖，重点是在胸锁乳突肌前方操作，向后牵拉胸锁乳突肌，为了更好地显露肿瘤上极，需将二腹肌后腹切断向前移位，向前方牵拉腮腺，将茎突切除，切除茎突时需将附着其上的茎突咽肌、茎突舌骨肌、茎突舌肌肌腱剥离下来，茎突切除后再分离周围脂肪组织，即可见到肿瘤。

肿瘤越小，位置越深，手术操作越困难；患者体重大，颈部粗短，手术操作困难，术前 CT 评估很重要，CT 能显示肿瘤与茎突的位置关系。

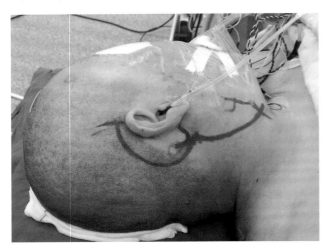

图 5-8　手术体位及切口示意图

患者取仰卧位，头向左偏斜，取颈部沿胸锁乳突肌前缘切口，附加耳后乳突周围弧形切口

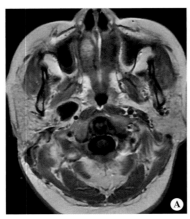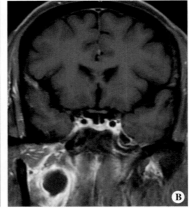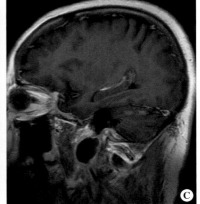

图 5-9　术后增强 MRI

可见肿瘤切除满意（红色箭头示颈内动脉）

第六章

乙状窦后入路及远外侧入路切除颈静脉孔神经鞘瘤

乙状窦后入路及远外侧入路是神经外科切除颈静脉孔肿瘤的经典入路，这两种入路主要是枕部开颅，对于颅内部分肿瘤较多者非常适合，适应证如下。

（1）颈静脉孔入口扩张明显，肿瘤没有束腰征，即使肿瘤生长至颈部也可应用（图6-1～图6-3）。

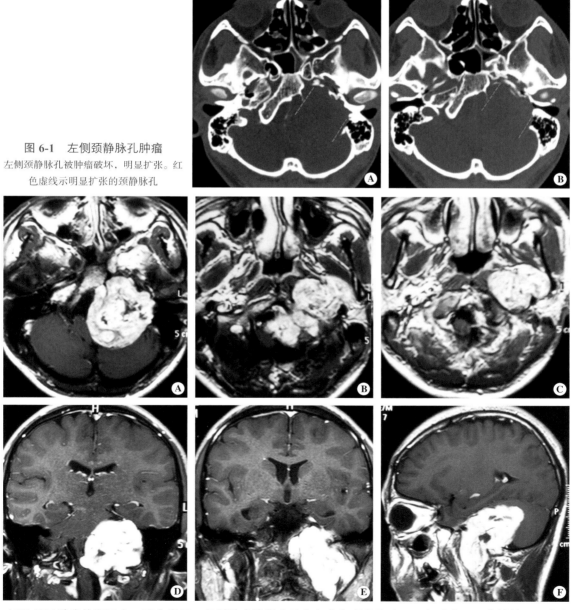

图 6-1　左侧颈静脉孔肿瘤
左侧颈静脉孔被肿瘤破坏，明显扩张。红色虚线示明显扩张的颈静脉孔

图 6-2　MRI 显示肿瘤体积巨大，强化明显，但是肿瘤脑桥小脑角部分与颈静脉孔及颈部肿瘤呈一体结构，没有束腰征，手术中切除脑桥小脑角处肿瘤后可直视颈静脉孔内及颈部的肿瘤

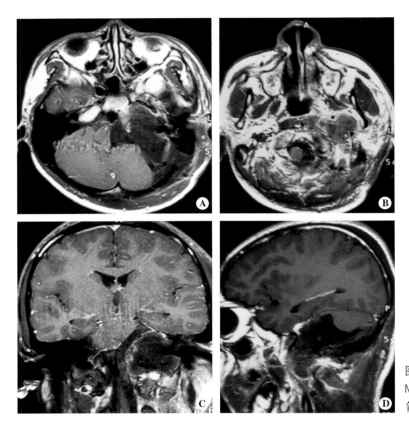

图 6-3　乙状窦后入路术后
MRI，肿瘤切除干净，红色
箭头示颈部肿瘤也切除满意

（2）颈静脉孔入口扩张不明显，但是颈静脉　　　　孔内的肿瘤较少，且未向颈部生长（图 6-4，图 6-5）。

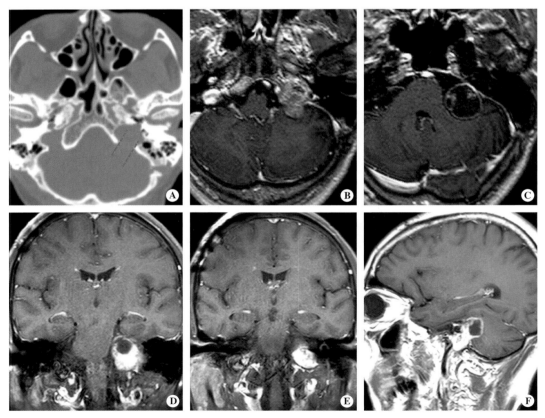

图 6-4　此病例为左侧颈静脉孔复发神经鞘瘤

A. 术前 CT，可见左侧颈静脉孔扩大，入口略狭窄，但颈静脉孔内肿瘤较少，也未向颈部生长；B ～ F. MRI 显示肿瘤呈囊实性

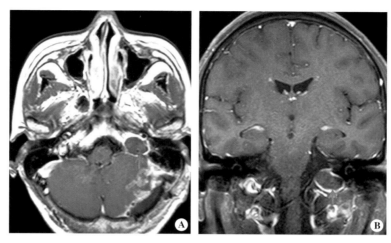

图 6-5　乙状窦后入路术后 MRI
红色箭头示颈静脉孔内肿瘤切除满意

（3）颈静脉孔入口狭小，但是颈静脉孔内的肿瘤较少，且未向颈部生长，应采用乙状窦后入路，

有可能会残留颈静脉孔内肿瘤（图 6-6，图 6-7）。

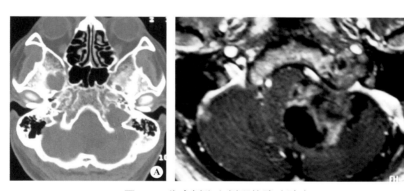

图 6-6　此病例为左侧颈静脉孔肿瘤
A. CT 可见颈静脉孔入口狭窄；B. MRI 显示肿瘤体积巨大，呈囊实性，颅内脑桥小脑角区肿瘤较大，颈静脉孔内肿瘤体积较小，肿瘤在颈静脉孔入口处呈明显的束腰征

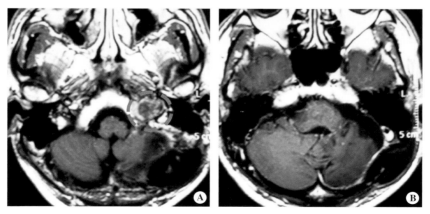

图 6-7　乙状窦后入路术后 MRI
A. 颈静脉孔内肿瘤残留（红色虚线圆圈）；B. 肿瘤的颅内部分切除满意

一、乙状窦后入路切除颈静脉孔肿瘤

【病例1】乙状窦后入路切除颈静脉孔神经鞘瘤（视频6-1）

视频6-1

病史：

（1）患者，女性，61岁。

（2）右下肢无力3个月。

（3）左下肢肌肉萎缩，肌力4级。

术前讨论：此类型的颈静脉孔鞘瘤主要位于颅内脑桥小脑角及岩骨内，未向颈部生长，且颈静脉孔骨质扩大明显，入口宽阔，颅内肿瘤体积较大（图6-8，图6-9）。

手术入路：乙状窦后入路肿瘤切除术。

术中所见：先切除颅内部分肿瘤，颅内操作空间宽阔，直视效果佳，通过宽敞的颈静脉孔入口切除颈静脉孔内的肿瘤，此处肿瘤可以辅助内镜切除，但是刮除颈静脉孔内肿瘤时，出血较多，只能一边应用吸引器吸血，一边刮除肿瘤，各个方向均应刮到，直至没有肿瘤刮出为止。

术后情况：术后复查MRI可见肿瘤切除满意，颈静脉孔内未见肿瘤残留（图6-10）。术后无面瘫，有饮水呛咳，鼻饲饮食1周后拔除胃管。

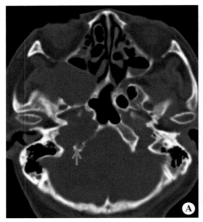
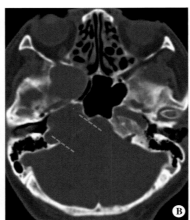
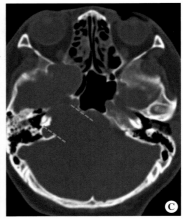

图6-8　术前岩骨CT

可见右侧颈静脉扩张明显，颈静脉孔入口下方狭窄（图A红色箭头），但是上方宽阔（图B、C红色虚线）

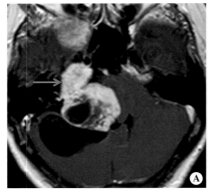
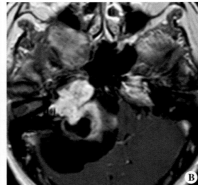
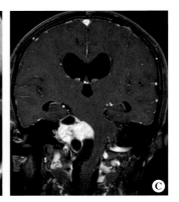

图6-9　术前MRI

可见肿瘤位于脑桥小脑角及颈静脉孔处，颈部没有肿瘤，肿瘤呈囊实性，囊腔较大，实质部分推挤脑干及侵入颈静脉孔内（红色箭头）

二、远外侧入路切除颈静脉孔肿瘤

远外侧入路包括经典的远外侧入路，以及远外侧经髁、经髁上及经髁旁入路，虽然经典远外侧入路开颅比乙状窦后入路范围要大，但是两种入路都是枕部开颅，在切除颈静脉孔沟通肿瘤时，经典远外侧入路与乙状窦后入路存在同样困境（图6-11）。

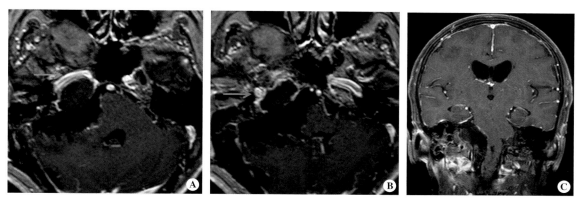

图 6-10　术后 MRI

可见肿瘤全切除，红色箭头为颈内动脉岩骨段

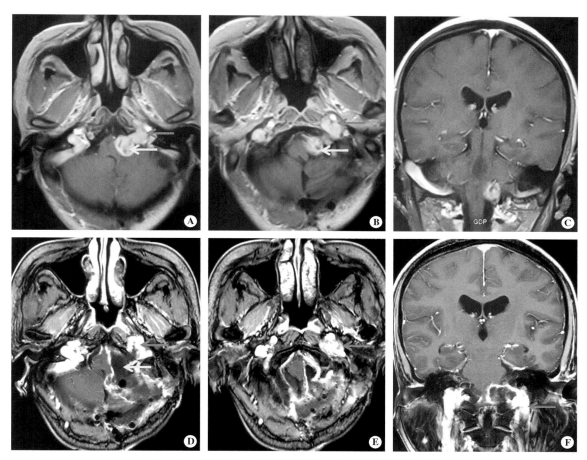

图 6-11　此病例为左侧颈静脉孔肿瘤，选择远外侧入路

A ～ C. 术前增强 MRI，黄色箭头示肿瘤的颅内部分，红色箭头示肿瘤的颈静脉孔部分；D ～ F. 术后增强 MRI，显示肿瘤的颅内部分切除满意（黄色箭头），颈静脉孔处肿瘤有残留（红色箭头）

还有一些完全位于硬膜外的颈静脉孔区肿瘤（图 6-12，图 6-13），远外侧入路虽然可以切除肿瘤，但是有些"去简就繁"，远外侧入路开颅本身就是一项复杂的工作，开颅完毕后切开硬膜，进入硬膜下，但是肿瘤位于硬膜外，需从硬膜下再次切开硬膜回到硬膜外，此外，远外侧入路开颅显露的区域为颅颈交界区域，神经血管结构众多，虽然开颅范围很大，但是可利用的操作空间很狭小（图 6-14，图 6-15）。

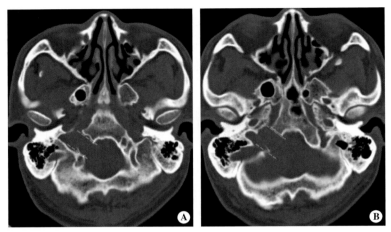

图 6-12　右侧颈静脉孔肿瘤

术前岩骨 CT，可见颈静脉孔扩大（红色虚线）

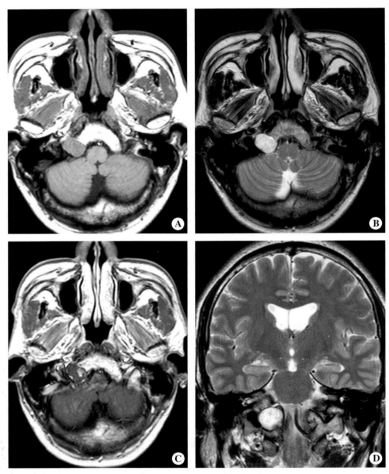

图 6-13　术前 MRI

肿瘤位于颈静脉孔区，硬膜外生长

标准的乙状窦后入路及远外侧入路为枕部开颅，开颅的上界为横窦水平，外侧界为乙状窦水平，不涉及岩骨，恰恰颈静脉孔肿瘤多数藏于岩骨乳突部的深方，不处理岩骨，有些肿瘤无法全切除（图 6-16）。

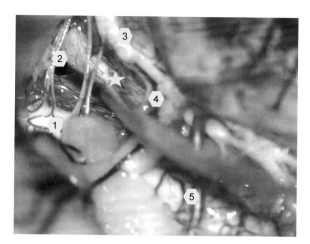

图 6-14　远外侧入路

开颅后剪开硬膜后硬膜下未见肿瘤，肿瘤位于硬膜外（黄色五角星），要想切除肿瘤还需切开硬膜，回到硬膜外。1. 延髓；2. 迷走神经；3. 副神经；4. 副神经脊髓根；5. 颈髓

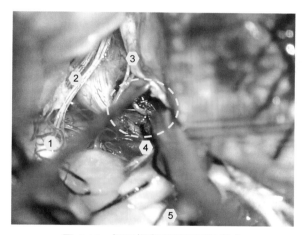

图 6-15　切开颅底硬膜后可见肿瘤

虽然开颅显露的空间很大，但切除肿瘤时需在神经之间狭小的间隙内进行（黄色虚线圆圈）。1. 延髓；2. 迷走神经；3. 副神经；4. 副神经脊髓根；5. 颈髓

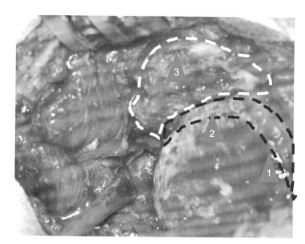

图 6-16　标准的乙状窦后入路开颅骨瓣显露范围

1. 横窦；2. 乙状窦；3. 乳突

【病例 2】远外侧经髁旁入路切除颈静脉孔神经鞘瘤

病史：

（1）患者，女性，63 岁。

（2）记忆力下降 3 年，体检发现颅内占位。

（3）查体未见异常。

术前讨论：此例为 Kaye-Pellet 分型 A 型颈静脉孔神经鞘瘤，肿瘤主体位于颅内脑桥小脑角区，部分肿瘤进入颈静脉孔内（图 6-17，图 6-18），手术可以先切除颅内部分肿瘤，然后经过颈静脉孔入口切除其内的肿瘤。但颈静脉孔的入口狭小，通过颅内颈静脉孔的入口不一定能将孔内肿瘤全切除，所以从颅外方向将颈静脉孔后壁开放，以便切除从颅内方向无法切除的颈静脉孔内肿瘤。

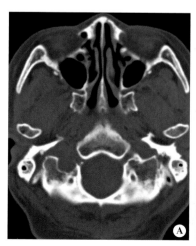
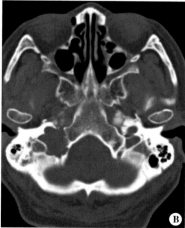
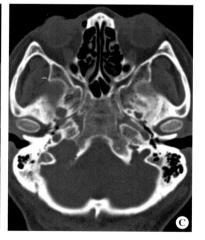

图 6-17　术前 CT 显示右侧颈静脉孔扩张

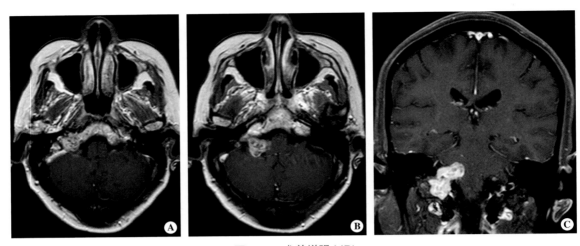

图 6-18　术前增强 MRI
可见肿瘤位于右侧脑桥小脑角区及颈静脉孔内，其在颅内外沟通性生长，且强化明显

手术入路：远外侧经髁旁入路肿瘤切除术。

术中所见：这个病例采用了耳后弧形切口，枕部开颅（图 6-19），先切除颅内肿瘤，用刮圈刮除颈静脉孔内肿瘤，颈静脉孔入口狭小，刮圈不能将颈静脉孔内肿瘤全部刮出，用磨钻磨除颈静脉突的骨质，打开颈静脉孔的后壁，即从髁旁这个间隙切除残存于颈静脉孔内的肿瘤（图 6-20）。

如果远外侧经髁旁入路遇见侵犯颈部的肿瘤，切口需向颈部延长，所以采用耳后弧形切口好一些。颈静脉突的前方是颈内静脉，磨除颈静脉突后开放了颈静脉孔的后壁，但有时颈内静脉遮挡了其前方的肿瘤，要想切除肿瘤，需切开颈内静脉，随着肿瘤的切除，颈静脉孔内的压力下降，颈内静脉会重新充盈，这时候出血汹涌，影响肿瘤全切除。

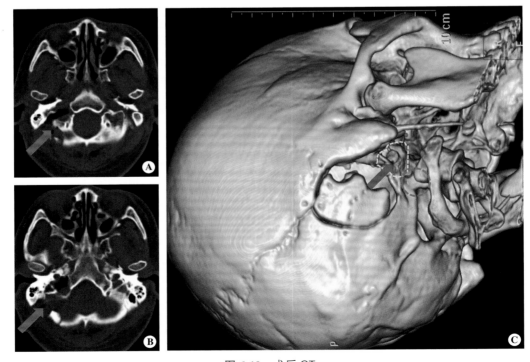

图 6-19　术后 CT
A、B. 手术径路方向（红色箭头），可见颅骨磨除的范围，磨除的结构为枕髁旁颈静脉突；C. 重建 CT，绿色圆圈为枕髁的位置，黄色区域为颈静脉突的位置，红色箭头为手术径路的方向

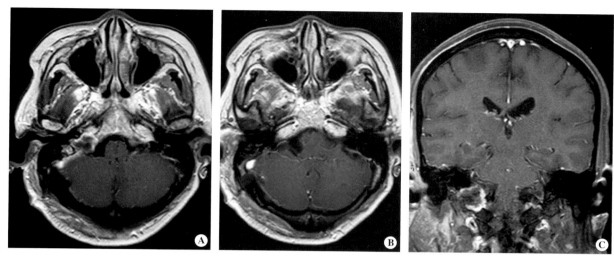

图 6-20　术后 MRI 可见肿瘤切除满意

术后情况：术后患者出现声音嘶哑、饮食呛咳，鼻饲饮食 1 个月后好转。无脑脊液漏。

小结：乙状窦后入路和远外侧入路不适合所有颈静脉孔肿瘤的切除，关键看颈静脉孔入口宽窄程度（图 6-21）、肿瘤侵入颈静脉孔内多少、是否涉及颈部、肿瘤的性质等。

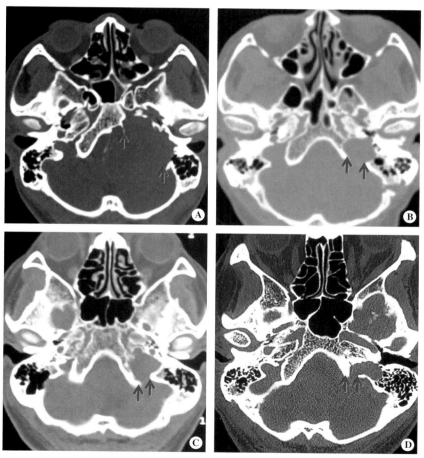

图 6-21　颈静脉孔入口宽窄程度

A. 入口宽阔型（红色箭头）；B. 入口较宽型（红色箭头）；C、D. 入口狭小型（红色箭头）

附：颈静脉孔神经鞘瘤的 Kaye-Pellet 分型

A 型：肿瘤主要位于颅内，颈静脉孔内肿瘤较少（图 6-22A）。

B 型：肿瘤主体位于颈静脉孔，颅内部分较少（图 6-22B）。

C 型：肿瘤主体位于颅外（图 6-22C）。

D 型：颅内、颅外部分肿瘤呈"哑铃"形（图 6-22D）。

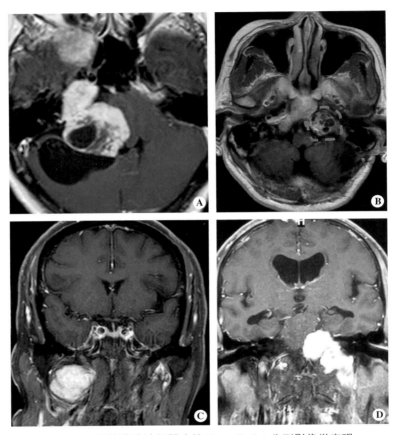

图 6-22　颈静脉孔神经鞘瘤的 Kaye-Pellet 分型影像学表现

Fisch 颞下窝入路是 Fisch 教授首先用于切除颈静脉球瘤的经典入路，分为 Fisch 颞下窝 A、B、C、D 型入路，切除颈静脉孔区肿瘤最常用的是 Fisch 颞下窝 A 型入路（图 7-1）。

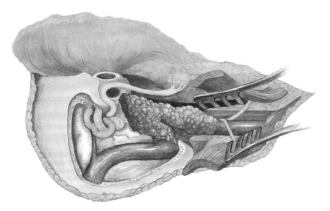

图 7-1 Fisch 颞下窝 A 型入路手术示意图

一、Fisch 颞下窝 A 型入路切除颈静脉球瘤

【病例 1】（视频 7-1）

视频 7-1

病史：

（1）患者，男性，51 岁。

（2）右耳听力下降 10 余年，伸舌右偏 5 年。

（3）查体：面纹对称，右耳听力下降，右侧软腭无力，右侧舌肌萎缩，伸舌右偏。

（4）术前 CT 及 MRI 可见肿瘤位于右侧颈静脉孔区（图 7-2，图 7-3）。

（5）术前 DSA 显示颈内动脉岩骨段及颈外动脉分支咽升动脉为肿瘤供血（图 7-4）。

诊断：颈静脉球瘤（Fisch 分期 C2 ～ Di2 级）。

术前讨论：此例肿瘤的特点为体积大（2cm×3cm×3cm）；侵犯岩骨及中耳鼓室、颅内脑桥小脑角；血供丰富；质地硬韧；侵蚀岩骨段颈内动脉管壁。

手术要考虑的问题：

（1）肿瘤体积较大，范围广泛，选择一个能将肿瘤尽可能显露出来的入路。

（2）肿瘤颅内外沟通，术后怎样预防脑脊液鼻漏、耳漏及切口漏。

（3）肿瘤侵犯岩骨、中耳鼓室，入路要兼顾上述两处结构的显露。

（4）术前面神经功能正常，手术注意显露与保护面神经。

（5）颈内动脉受累，尽管放置球囊，还应考虑显露与保护颈内动脉。

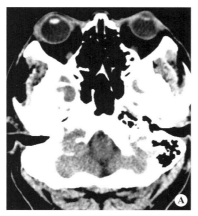

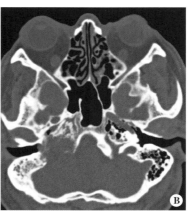

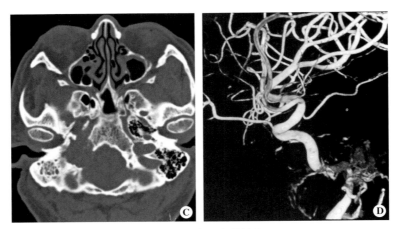

图 7-2 术前影像学检查

A. 术前头部 CT，显示肿瘤位于右侧颈静脉孔区，呈类圆形，等密度；B、C. 术前岩骨薄层 CT 扫描骨窗像，显示右侧岩骨骨质被肿瘤侵蚀破坏；
D. CT 血管成像（CTA）可见颈内动脉岩骨段受累

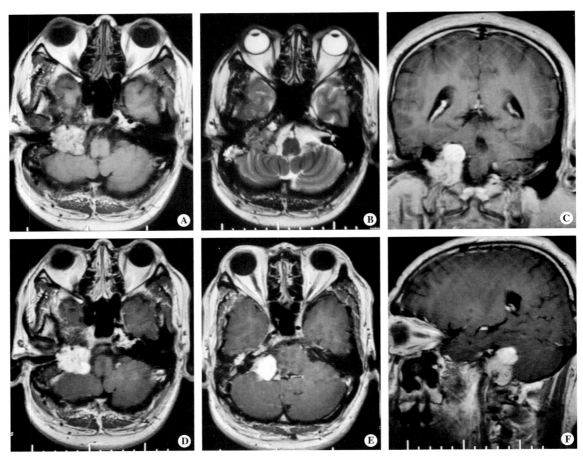

图 7-3 术前 MRI

A. 术前轴位 T_1 加权像，肿瘤呈略短 T_1 信号；B. 术前轴位 T_2 加权像，肿瘤呈略短 T_2 混杂信号；C ～ F. 增强 MRI，肿瘤强化明显，其内有散在血管流空影，为典型的"椒盐征"，同时可见肿瘤包裹颈内动脉岩骨段，并侵入颅内脑桥小脑角区

治疗：①术前栓塞肿瘤供血动脉；② Fisch 颞下窝 A 型入路切除肿瘤。

肿瘤血供丰富，术前血管造影明确了供血动脉为颈内动脉岩骨段直接起源的病理分支血管及

颈外动脉分支咽升动脉，咽升动脉栓塞后肿瘤血供明显减少，颈内动脉岩骨段主干供血无法栓塞，手术当天早上右侧颈内动脉放置球囊，以备术中颈内动脉破裂出血进行临时压迫止血。

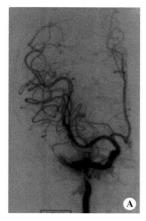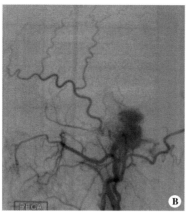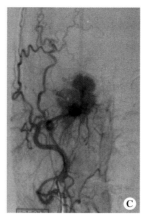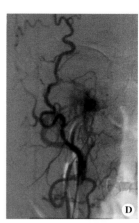

图 7-4　DSA 检查

A. 右侧颈内动脉正位造影，肿瘤染色明显，颈内动脉岩骨段主干供血；B. 右侧颈外动脉侧位造影，显示颈外动脉分支参与肿瘤供血；C. 右侧颈外动脉正位造影，咽升动脉供血；D. 右侧颈外动脉正位造影，栓塞肿瘤供血血管如咽升动脉后显示肿瘤血供明显减少，染色变淡

　　基于上述特点及考虑，选择 Fisch 颞下窝 A 型入路（图 7-5），此入路可以显露颈部、岩骨、颅内 3 个部分，尤其适用于颅内 - 岩骨 - 颈部沟通的肿瘤，是针对颈静脉球瘤而设计的入路，有以下几个基本的技术要点。

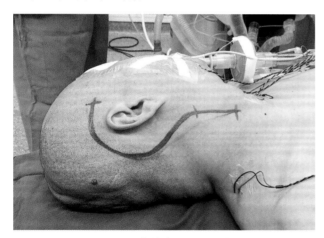

图 7-5　手术体位及切口示意图

　　（1）解剖颈部，游离出颈内动脉、颈内静脉，以备术中上述血管出血时临时阻断（图 7-6）。

　　（2）解剖出后组脑神经，明确神经走行方向，切除肿瘤时最大可能地保护后组脑神经。

　　（3）切断并封闭外耳道，可以显露鼓室，同时防止术后脑脊液从外耳道漏出。

　　（4）磨除乳突，游离岩骨内的面神经向前移位，既保护面神经，又利于肿瘤显露（图 7-7）。

　　（5）利用显露后的术野可以切除岩骨内、鼓室内及颅内脑桥小脑角区的肿瘤。

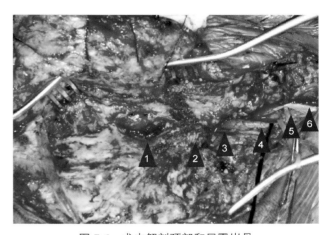

图 7-6　术中解剖颈部和显露岩骨

1. 切断的外耳道；2. 乳突尖；3. 副神经；4. 颈内静脉；5. 颈内动脉；6. 迷走神经

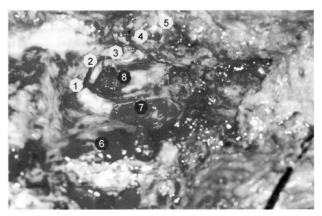

图 7-7　岩骨内面神经移位后

1. 面神经鼓室段；2. 面神经迷路段；3. 面神经垂直段；4. 茎乳孔处面神经；5. 面神经腮腺段；6. 乙状窦；7. 面神经垂直段移位前所在的位置，即 Fallopian 管；8. 中耳鼓室

（6）封闭咽鼓管鼓室端，以防术后脑脊液从咽鼓管流入鼻咽部发生脑脊液鼻漏。

（7）术腔缺损处用自体腹部脂肪填塞，然后逐层缝合，加压包扎切口，防止切口漏。

术中所见：此病例做了一个面神经的完全前移位，由于术前做过肿瘤栓塞，术中肿瘤血供不丰富，切除颈静脉孔处肿瘤时出血很少，侵入硬膜下的肿瘤也被切除，鼓室内的肿瘤血供相对丰富，颈内动脉周围的肿瘤与颈内动脉粘连紧密，动脉表面残留薄层肿瘤组织，给予电凝灭活处理。

术后情况：术后 MRI 可见近全切除（图 7-8）。术后患者无脑脊液漏，声音略嘶哑，无呛咳及吞咽困难，面神经功能Ⅲ级（图 7-9）。

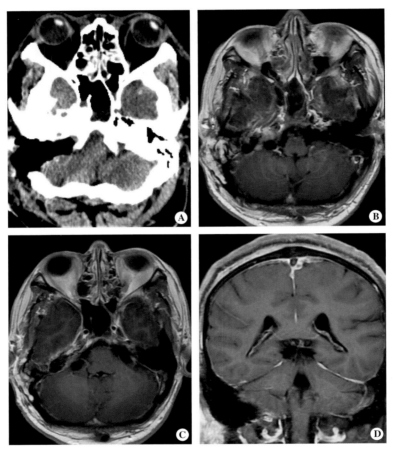

图 7-8　术后影像学表现

A. 术后 CT，显示岩骨磨除的范围；B ～ D. 术后强化 MRI，可见肿瘤切除满意

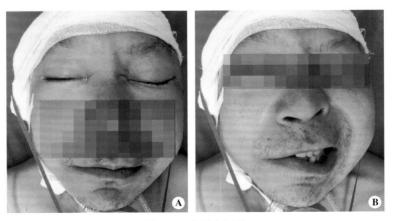

图 7-9　术后人面像

面神经功能Ⅲ级，眼睑可闭合，示齿左偏，呛咳反射好，声音略嘶哑，吞咽正常

远外侧入路与 Fisch 颞下窝 A 型入路的对比（图 7-10）：远外侧入路及其在远外侧入路基础上一些变化或改良的入路是治疗颈静脉孔区肿瘤常用的手术入路，主要适用于颈静脉孔扩大明显的颅内外沟通肿瘤，对颅内部分肿瘤较多者有优势，但是对于延伸至颈部的肿瘤，切除较困难，因无法直视，主要靠是否能将肿瘤"掏出来"，质软血供不丰富的鞘瘤比较容易切除，但对于本例质硬韧、血供丰富的肿瘤，操作就变得非常困难。Fisch 颞下窝 A 型入路较远外侧入路处理颈静脉孔肿瘤有 3 个优点：①根据需要显露颈内动脉的颈段及岩骨段，尤其是颈静脉球瘤，与颈内动脉关系密切，显露颈内动脉尤为重要；②不需处理椎动脉和椎静脉系统，远外侧入路通常需要处理椎动静脉系统，较费时且易出血，Fisch 颞下窝 A 型入路可以绕开显露椎动脉这一步骤；③ Fisch 颞下窝 A 型入路显露更靠前方，最远可达岩尖处，标准的远外侧入路开颅是枕部开颅，处理岩骨内病变困难，除非联合磨除乳突，如果磨除乳突，那么此时的入路就应该划为迷路下经乳突入路或岩枕入路了。

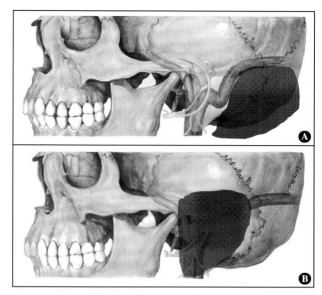

图 7-10 远外侧入路与 Fisch 颞下窝 A 型入路的对比
A. 远外侧入路显露的区域，黑色区域为骨瓣的范围；B. Fisch 颞下窝 A 型入路显露的区域，黑色区域为岩骨磨除的范围及其范围内所涉及的结构

岩骨内面神经的处理：经岩骨入路通常要考虑岩骨内面神经的处理，有以下 4 种面神经处理方法（图 7-11）。

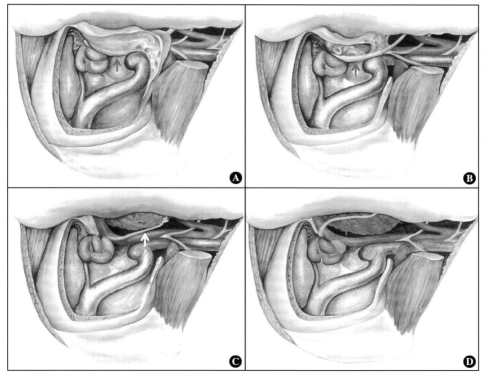

图 7-11 面神经处理
A. 面神经不移位，红色箭头示面神经垂直段周围的骨质；B. 面神经骨桥，红色箭头示保留围绕面神经垂直段周围的骨性结构；C. 面神经部分前移位，白色箭头示岩骨内面神经部分游离出来并向前方移位；D. 面神经完全前移位，红色箭头示面神经从岩骨内游离出来，完全向前方移位

（1）面神经不移位，岩骨只磨除至面神经管位置即可，鼓室不开放，岩枕入路和迷路下经乳突入路时常采用此种处理。

（2）面神经骨桥，保留面神经周围骨质，不将面神经显露出来，跨面神经骨桥操作，适用于血供不丰富的肿瘤。

（3）面神经部分向前移位，即将面神经的部分迷路段、垂直段、茎乳孔处、腮腺段游离出来，向前移位。

（4）面神经完全向前移位，即将面神经的鼓室段、迷路段、垂直段、茎乳孔处、腮腺段游离出来，完全向前移位。

迷路下经乳突入路和岩枕入路不需要面神经移位，因此面神经岩骨段损伤的概率低，Cokkeser等报道面神经不移位的颈静脉孔肿瘤手术，术后面神经功能有 92.3% 达到 I 级。而采用 Fisch 颞下窝入路时，需将面神经向前方部分移位或完全移位，面神经在向前方移位时发生的机械损伤及面神经供血血管损伤可以导致面神经功能损害。一组面神经移位的文献复习显示，术后随访面神经

移位后面神经功能达到 I 级的为 15.6% ～ 69%。面神经前移位能更好地显露其深方的颈静脉孔区和前方的岩骨段颈内动脉。对于一些神经鞘瘤和体积较小的球瘤，可以选择不需要面神经移位的手术入路，而对于体积较大、血供丰富的球瘤和脑膜瘤，尤其是肿瘤已经包裹了岩骨段的颈内动脉，手术时还是将面神经向前移位好一些。

二、Fisch 颞下窝 A 型入路切除复发颈静脉球瘤

【病例 2】（视频 7-2）

视频 7-2

病史：

（1）患者，女性，44 岁。

（2）2004 年（图 7-12）、2008 年（图 7-13）行左侧颈静脉球瘤切除术，2018 年 6 月行肿瘤栓塞治疗。

（3）查体：声音略嘶哑，饮水无呛咳，面纹对称，左侧听力下降。

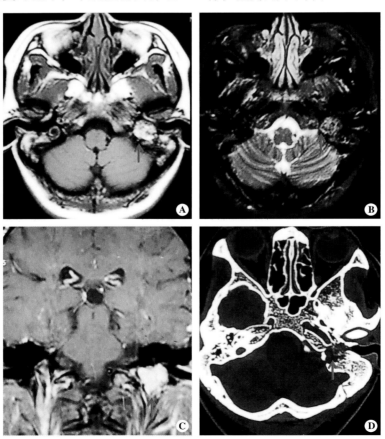

图 7-12　2004 年术前影像学检查

A ～ C. 2004 年术前 MRI，可见肿瘤位于左侧鼓室内，呈圆形，实性，内有血管流空，强化明显；D. 术前 CT 骨窗，可见岩骨被肿瘤破坏

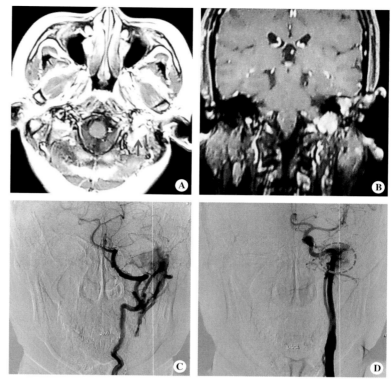

图 7-13　2008 年术前影像学检查
A、B. 2008 年术前 MRI，可见肿瘤原位复发（红色箭头），强化明显；C、D. 术前 DSA，可见肿瘤染色（红色圆圈）

患者既往有过 2 次手术史，10 年之后肿瘤复发，入院前 3 个月发现肿瘤复发后行放射治疗，未见好转，来笔者所在医院就诊，肿瘤体积明显增大，肿瘤已不局限在鼓室，而向颈静脉孔方向生长，侵犯颈部（图 7-14）。

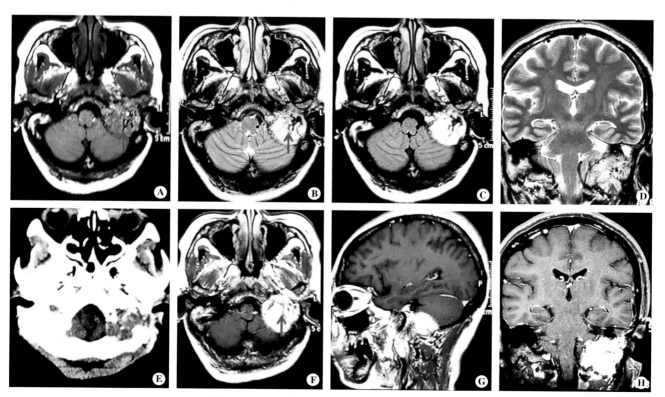

图 7-14　2018 年术前 MRI 可见肿瘤体积较大
A. 术前轴位 T_1 序列；B. T_2 序列；C. FLAIR 序列；D. 冠状位 T_2 序列，可见肿瘤内流空血管较多（红色箭头）；E. 术前 CT 平扫，肿瘤呈等密度，骨质破坏明显；F ～ H. 术前强化 MRI，可见肿瘤强化明显（红色箭头），颈内动脉被肿瘤推挤向前方移位

诊断：颈静脉球瘤（Fisch 分期 C3～De2 级）。

手术入路：Fisch 颞下窝 A 型入路肿瘤切除术。

术前讨论：肿瘤体积较大，血供丰富，术前行 DSA 及栓塞术（图 7-15），行 Fisch 颞下窝 A 型入路手术（图 7-16），肿瘤位于硬膜外，且偏外侧，前两次肿瘤位于鼓室内，反复手术瘢痕较多，结构不易辨别，术前面神经功能良好，术中需注意保护面神经。

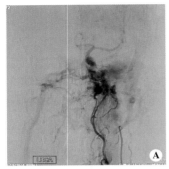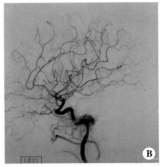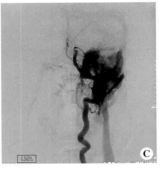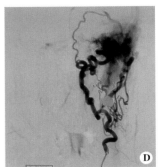

图 7-15　DSA 可见肿瘤染色明显

一部分血供来源于颈内动脉，一部分来源于颈外动脉分支

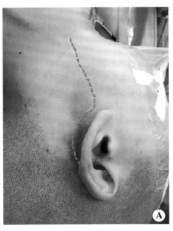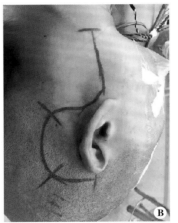

图 7-16　手术切口示意图

A. 上次手术切口示意图（红色虚线）；B. 本次手术切口示意图（紫色实线）

术中所见：术中见肿瘤呈红色，质地韧，边界不清。肿瘤与颈内动脉粘连紧密，颈内动脉壁上残留小片肿瘤。虽然术前进行了栓塞，但术中肿瘤血供仍异常丰富，肿瘤近全切除（图 7-17）。

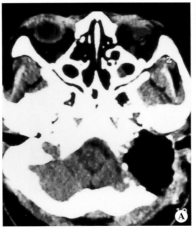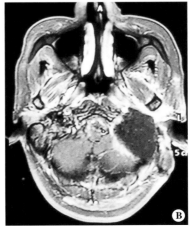

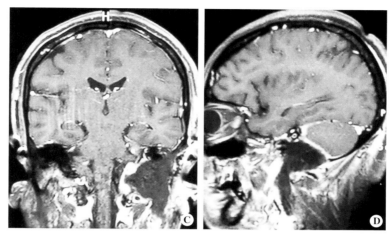

图 7-17 术后 MRI 显示肿瘤近全切除

与颈内动脉粘连紧密处有小部分肿瘤残留

术后情况：术后面神经功能 Ⅱ~Ⅲ级，给予鼻饲。肢体活动正常。术后第 2 天，患者出现言语不利，右侧肢体活动差，上肢明显，急查头颅 MRI 见左侧额叶大脑中动脉分布区域缺血，CTA 检查显示左侧颈内动脉岩骨段显影不佳（图 7-18）。左侧大脑中动脉分支血管分布密度较术前减少，考虑为术中影响颈内动脉岩骨段所致，给予扩容、

抗凝等支持治疗，患者病情未继续进展，症状逐渐好转。分析原因：术中由于颈内动脉与肿瘤粘连紧密不易分离，残存小片肿瘤在颈内动脉壁上，电凝灼烧灭活肿瘤，可能是术中对颈内动脉的影响，使动脉管壁上小的血栓脱落导致脑栓塞，引起缺血症状。术后第 1 天患者血压较低，也有灌注不足的因素存在。

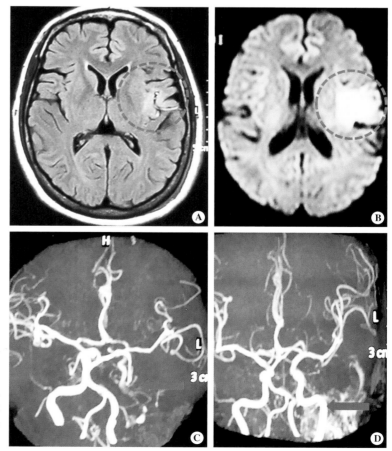

图 7-18 术后第 2 天患者出现言语不利，右侧面瘫，右上肢肌力下降

A、B. 头颅 MRI 可见左侧额叶大脑中动脉分布区域缺血（红色圆圈）；C. 术后 CTA 显示左侧颈内动脉不显影（红色箭头），大脑中动脉分布区域血管分支显影减少；D. 术前 CTA 可见右侧颈内动脉形态良好（红色箭头）

三、Fisch 颞下窝 A 型入路切除颈静脉孔复发神经鞘瘤

【病例 3】（视频 7-3）

视频 7-3

病史：

（1）患者，男性，41 岁。

（2）左侧颈静脉孔神经鞘瘤术后 12 年外伤后发现肿瘤复发。

（3）查体：言语不清，声音嘶哑，右颞顶局部骨质缺损，骨窗张力低，左面浅感觉减退，左面神经功能Ⅳ级，左耳听力丧失，悬雍垂右偏，咽反射减退，伸舌左偏，左侧耸肩无力，左上肢肌力 4 级，余肢体肌力 5 级，左侧上肢肌张力增高。

既往史：

（1）2002 年因声音嘶哑、耳鸣、听力下降及

吞咽困难在当地医院行开颅手术，术后 3 个月出现面瘫。

（2）2005 年 5 月因肿瘤复发再次在当地医院行手术治疗（图 7-19）。

（3）2005 年 9 月肿瘤复发来笔者所在医院接受手术治疗（图 7-20，图 7-21）。

（4）2006 年对残存肿瘤行伽马刀治疗。

（5）2016 年 6 月车祸导致脑外伤，行颅内血肿清除术 + 去骨瓣减压术。

（6）2017 年 2 月从床上摔下导致头外伤，未处理。

术前讨论：患者在神经外科一共做过 3 次手术，其中前 2 次在外院，第 3 次在笔者所在医院，3 次手术均采用乙状窦后入路，都没能全切除肿瘤。10 年后患者再次来笔者所在医院就诊，肿瘤增大，主体还是在颈静脉孔内及颈部，有部分突入颅内

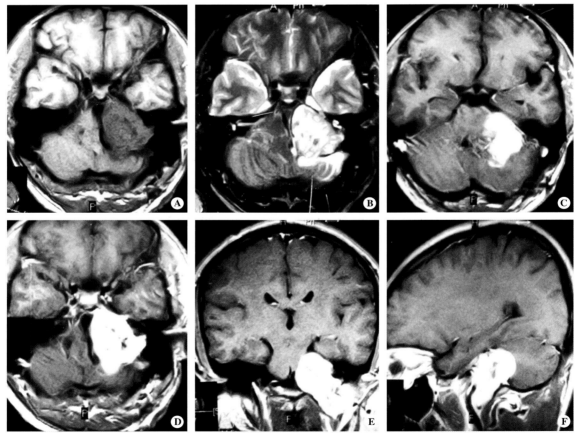

图 7-19　第 2 次术前头颅 MRI

A ～ F. 肿瘤呈长 T_1、长 T_2 信号，增强 MRI 肿瘤均匀强化，肿瘤颅内外沟通生长；E、F. 可见肿瘤向颈部延伸

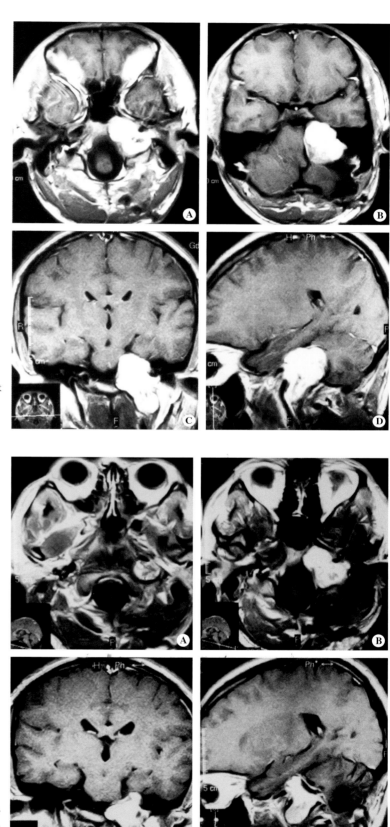

图 7-20　第 3 次术前头颅 MRI
第 2 次乙状窦后入路肿瘤切除术后 1 月余，可见上次手术切除了颅内一部分肿瘤，颈静脉孔及颈部肿瘤未能切除

图 7-21　第 3 次术后头颅 MRI
第 3 次乙状窦后入路肿瘤切除术后，手术切除了颅内部分肿瘤及一部分颈静脉孔内肿瘤，大部分颈静脉孔及颈部肿瘤未能切除，患者随后行伽马刀治疗

脑桥小脑角区，从术前 CT 看，肿瘤形成了一层假性硬膜，这部分假性硬膜由纤维瘢痕组织形成，较厚韧，有钙化，肿瘤完全位于硬膜外（图 7-22），既往 3 次乙状窦后入路手术切除了部分肿瘤，如果本次手术再行乙状窦后入路仍很难全切除肿瘤，而且要从颅内切开厚韧的假性硬膜后再切除硬膜外的肿瘤，操作非常困难。

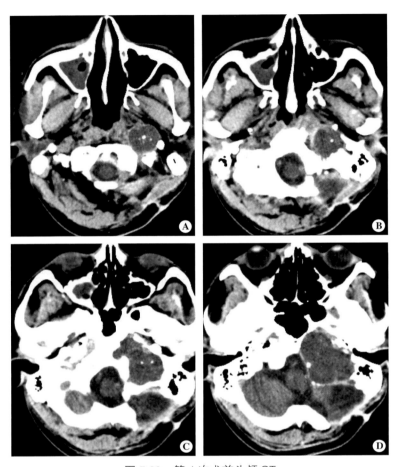

图 7-22　第 4 次术前头颅 CT

可见肿瘤位于左侧颈静脉孔内，呈等密度，红色箭头示纤维瘢痕组织形成的假性硬膜，较厚韧，且有散在钙化

（1）从术前的 CT 及 MRI 可见肿瘤侵犯了整个颈静脉孔区，向上方破坏岩尖骨质（图 7-23 ～图 7-26），颈内动脉岩骨段周围的骨管结构消失，失去了岩骨的保护（图 7-23D），动脉周围即为肿瘤。手术需注意保护颈内动脉。

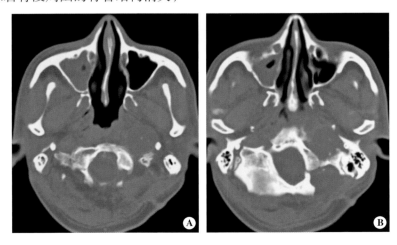

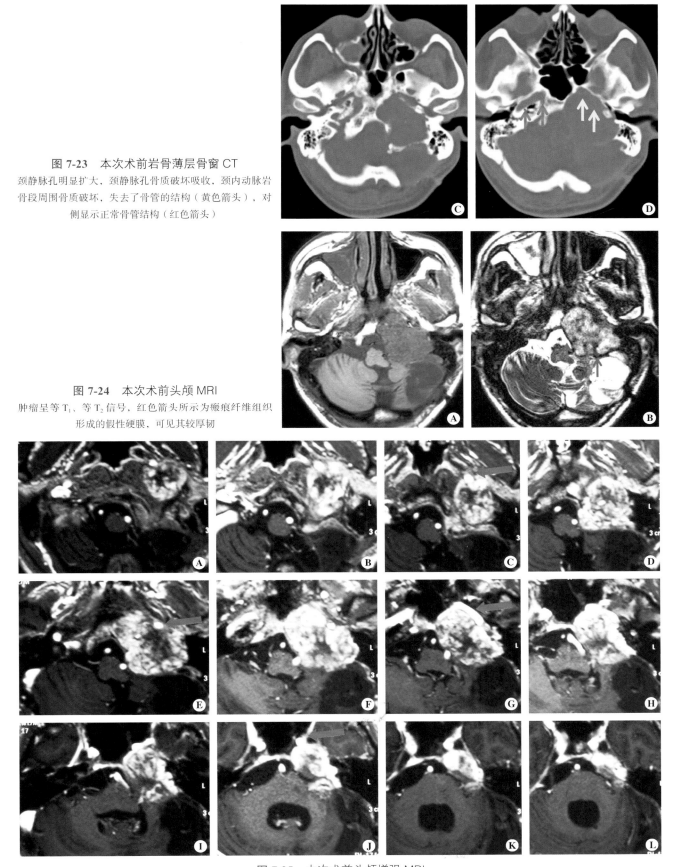

图 7-23　本次术前岩骨薄层骨窗 CT
颈静脉孔明显扩大，颈静脉孔骨质破坏吸收，颈内动脉岩
骨段周围骨质破坏，失去了骨管的结构（黄色箭头），对
侧显示正常骨管结构（红色箭头）

图 7-24　本次术前头颅 MRI
肿瘤呈等 T_1、等 T_2 信号，红色箭头所示为瘢痕纤维组织
形成的假性硬膜，可见其较厚韧

图 7-25　本次术前头颅增强 MRI
肿瘤呈不均匀强化，红色箭头为颈内动脉岩骨段，肿瘤与颈内动脉岩骨段关系密切

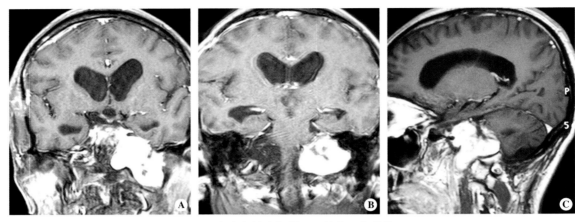

图 7-26　本次术前头颅增强冠状位及矢状位 MRI

肿瘤位于颈静脉孔内及颈部

（2）肿瘤向前方生长，侵犯了中耳结构，手术需显露中耳。

（3）患者术前完全面瘫，不需考虑保留面神经。

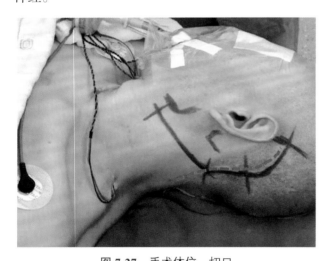

图 7-27　手术体位、切口

协助患者取仰卧位，头向右偏，红色虚线为前次手术切口，紫色实线为本次手术切口，切口上方颞部向前方延伸，切口下方向前方的颈部延长

（4）肿瘤位于硬膜外，手术入路考虑从硬膜外进入。

（5）颈部也有一部分肿瘤，考虑颈部肿瘤的显露。

手术入路：Fisch 颞下窝 A 型入路肿瘤切除术（图 7-27，图 7-28）。

术中所见：由于进行过 3 次手术及 1 次伽马刀治疗，手术中见肿瘤成分复杂，有灰黄色的肿瘤组织、硬韧的瘢痕组织及残留的骨蜡。肿瘤位于硬膜外，如术前估计的一样，硬膜质地硬韧，面神经已经完全萎缩无功能，肿瘤长入中耳，鼓膜已经穿孔，骨性外耳道处即可见肿瘤。肿瘤与周围的组织形成了纤维包膜，包膜对颈内动脉具有保护作用，最后对肿瘤进行近全切除（图 7-29 ～图 7-31）。

术后情况：术后患者仍需鼻饲饮食，无脑脊液漏。颈部切口下缘感染，经换药治疗后好转。

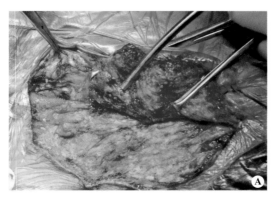

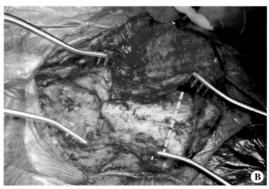

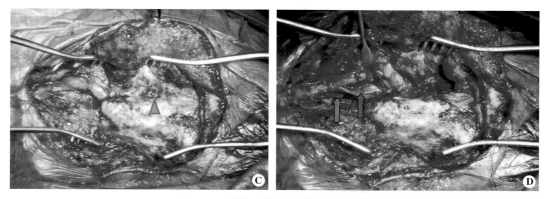

图 7-28　手术中分离显露颈部及岩骨

A. 分离皮瓣，此层在颞浅筋膜下分离；B. "T" 形切开颞肌，如图黄色虚线所示，向周围分离并牵开颞肌，充分显露乳突尖（蓝色三角形）；
C. 显露外耳道（蓝色三角形）；D. 显露颈部结构，蓝色箭头示颈内静脉，粉色箭头示颈外动脉的分支

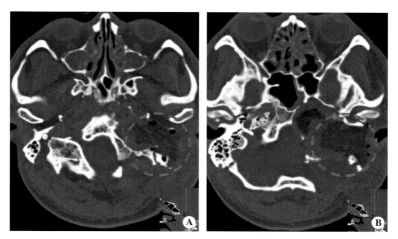

图 7-29　术后岩骨 CT

红色虚线圆圈为岩骨磨除范围

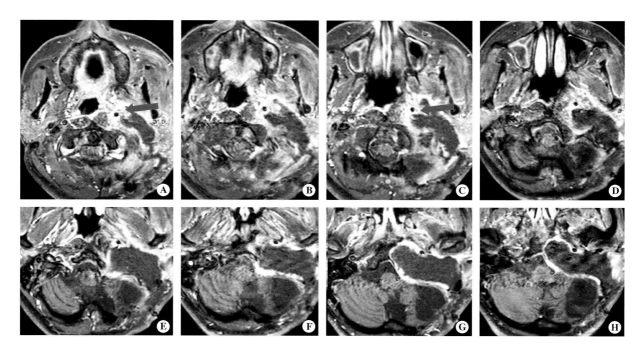

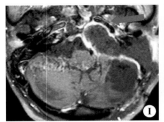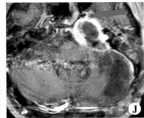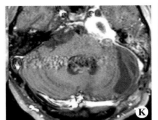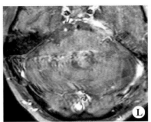

图 7-30　术后增强 MRI

肿瘤近全切除，红色箭头指示颈内动脉岩骨段

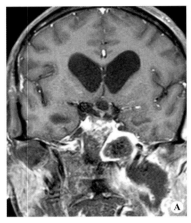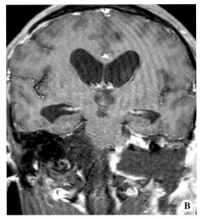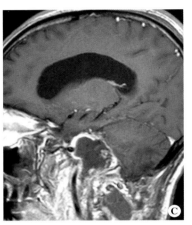

图 7-31　术后冠状位及矢状位增强 MRI

肿瘤近全切除，周围增强信号为瘤周术后反应

小结：Fisch 颞下窝 A 型入路常用于颈静脉球瘤，球瘤通常质地较硬韧，血供丰富，显露越充分，手术越安全。颈静脉孔神经鞘瘤则不同，肿瘤质地较软，血供不丰富，可以分块切除，一般不选择创伤相对较大的 Fisch 颞下窝 A 型入路，多选择岩枕入路或迷路下经乳突入路。但此患者的肿瘤位于硬膜外，肿瘤更靠近前方，且侵犯中耳，面神经已经无功能，不考虑面神经保护的问题，选择 Fisch 颞下窝 A 型入路较合适。

四、Fisch 颞下窝 A 型入路切除颈静脉孔复发脑膜瘤

【病例 4】（视频 7-4）

病史：

（1）患者，女性，66 岁。

（2）2012 年 11 月于外院行脑桥小脑角脑膜瘤切除术（图 7-32），手术只切除了颅内部分，而岩骨及颈部肿

视频 7-4

瘤未切除，术后出现面瘫、声音嘶哑、呛咳、右侧听力丧失；近期发现肿瘤生长（图 7-33）。

（3）查体：右侧面神经功能 Ⅱ 级，右侧听力丧失，声音嘶哑，伸舌右偏，右侧耸肩无力。

术前讨论：患者第 1 次手术切除了颅内部分肿瘤，岩骨及颈部肿瘤未能切除，随诊 5 年，肿瘤生长，此次术前影像可见肿瘤均位于硬膜外，侵犯整个岩骨，而且肿瘤向颈部生长的范围更广（图 7-34）。

本病例的特点：

（1）岩骨脑膜瘤通常具有侵袭性，不同于鞘瘤及球瘤，肿瘤侵犯整个岩骨，长满乳突气房，骨质已被完全破坏。

（2）患者术前面神经功能 Ⅱ 级，术中还需保护面神经，从影像上看面神经包裹于肿瘤中。

（3）肿瘤向颈部延伸很长一段，要充分显露颈部，以利于切除向颈部延伸的肿瘤；CT 显示肿瘤呈高密度，可能有钙化（图 7-33），MRI 显示肿瘤内有血管流空征象（图 7-34A），提示血供丰富。

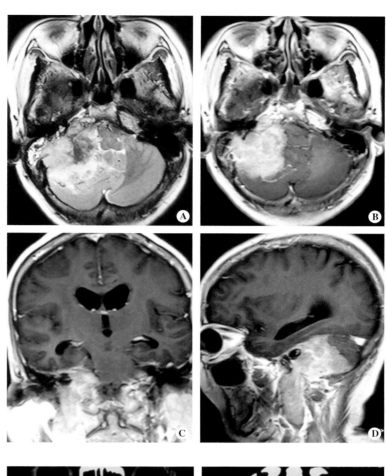

图 7-32 第 1 次手术前 MRI

可见肿瘤位于脑桥小脑角区、岩骨及颈部，肿瘤呈结节状，
强化明显

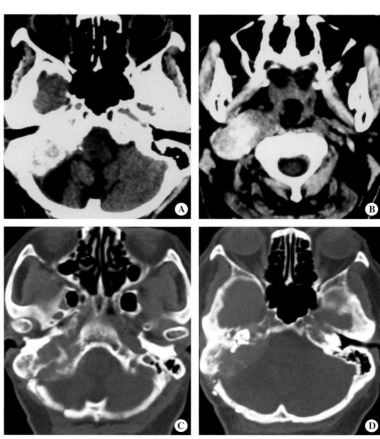

图 7-33 第 2 次术前 CT

可见肿瘤呈高密度，岩骨被肿瘤侵蚀，破坏严重

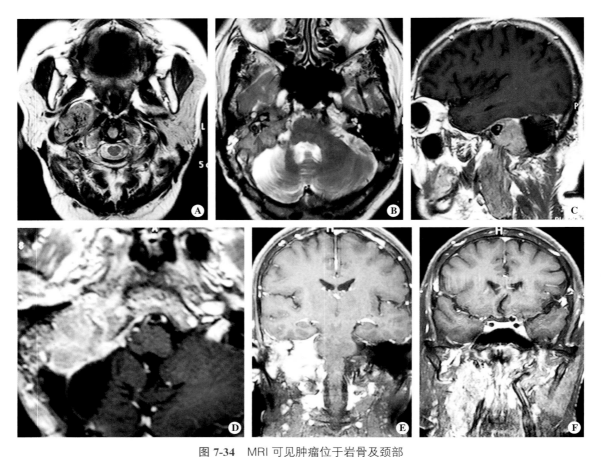

图 7-34　MRI 可见肿瘤位于岩骨及颈部

A.肿瘤呈短 T_2 信号，瘤内血管流空明显（红色箭头）；B.可见耳蜗包绕于肿瘤之内（红色箭头）；C ～ F.增强扫描可见肿瘤明显强化；
C、F.可见肿瘤向颈部延伸较多

（4）术前患者行全脑 DSA 检查（图 7-35），发现肿瘤由颈内动脉的分支咽升动脉供血，肿瘤血供丰富，栓塞后肿瘤血供明显减少。

手术入路：Fisch 颞下窝 A 型入路肿瘤切除术（图 7-36，图 7-37）。

术中所见：术中磨除乳突，见肿瘤位于岩骨内，面神经完全包裹于肿瘤之中，面神经向前部分移位，切除岩骨内肿瘤后，在切除颈部肿瘤时发现肿瘤进入颈内静脉内（图 7-38），术中结扎颈内静脉近心端时，颈内静脉管腔开始膨胀，张力较高，切开颈内静脉，见肿瘤周边游离于颈内静脉管腔内，肿瘤表面有血液直接回流入颈内静脉，将颈内静脉内的肿瘤完全切除，对近颈内动脉处残存的少部分肿瘤行电凝灭活，最后肿瘤近全切除（图 7-39 ～图 7-41）。

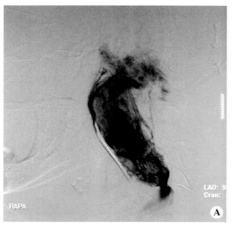
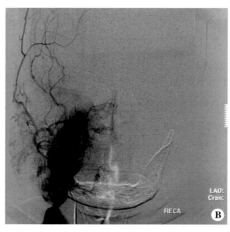

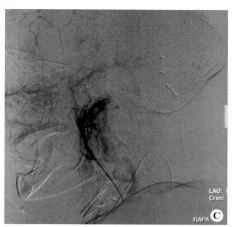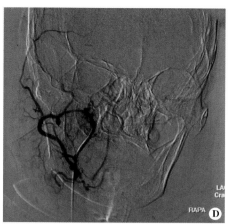

图 7-35　栓塞前后 DSA 表现

A、B. 栓塞前 DSA，显示颈部肿瘤由颈外动脉分支咽升动脉供血，染色明显；C、D. 栓塞后肿瘤血供明显减少

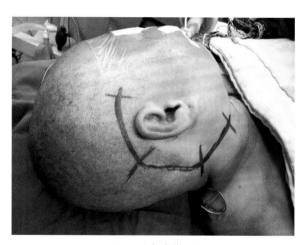

图 7-36　手术体位、切口

患者取仰卧位，头向左偏，原乙状窦后入路切口向颞部及颈部延长，红色虚线为上次手术切口，紫色实线为本次手术切口

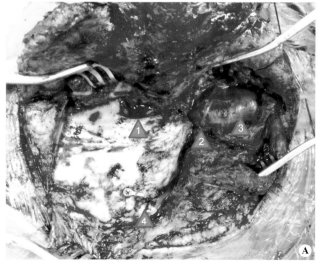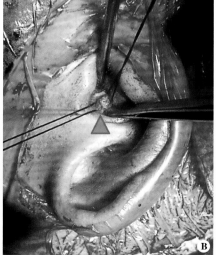

图 7-37　术中所见

A. 术中显露乳突及颈部（1. 切开的外耳道；2. 枕动脉；3. 颈内静脉；4. 第 1 次手术骨瓣前缘）；B. 缝合外耳道

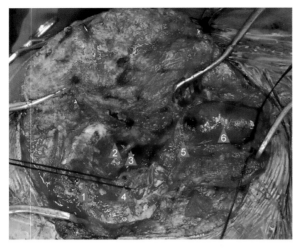

图 7-38　术中磨除岩骨后

1.颅中窝硬膜；2.鼓室；3.面神经垂直段（面神经部分移位）；4.乙状窦；5.枕动脉；6.扩张的颈内静脉（肿瘤长入颈内静脉内）

图 7-39　术后 CT，显示岩骨磨除范围

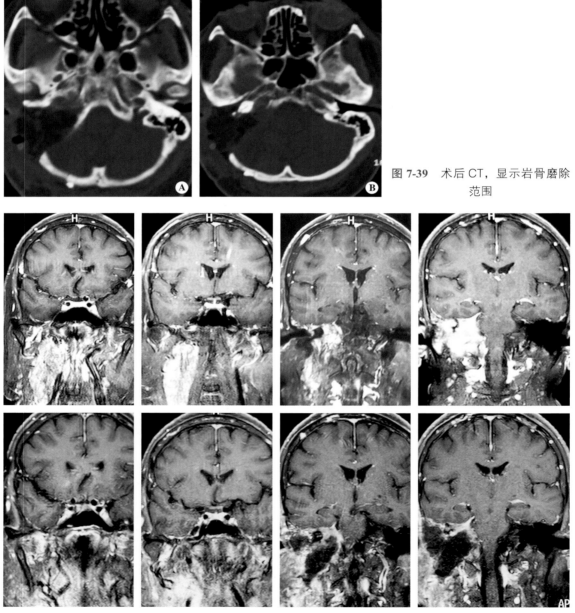

图 7-40　术后冠状位 MRI，可见肿瘤近全切除，近颈内动脉周围残存少量肿瘤，上排为术前 MRI，下排为术后 MRI

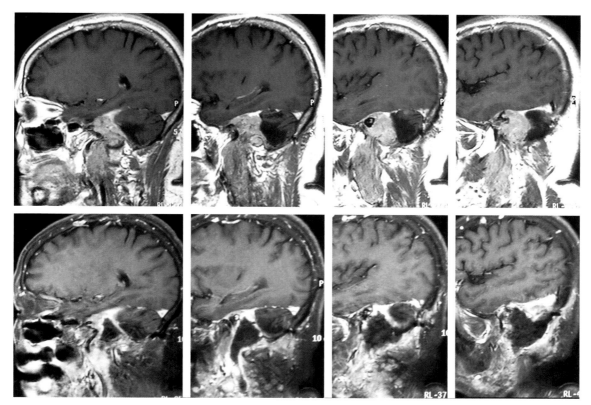

图 7-41 术后矢状位 MRI，显示肿瘤近全切除，近颈内动脉周围残存少量肿瘤，上排为术前 MRI，下排为术后 MRI

术后情况：术后患者面瘫同术前（图 7-42），后组脑神经受损症状未加重。

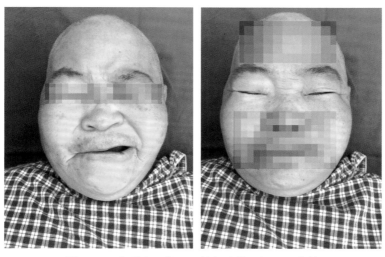

图 7-42 术后人面像，面神经功能 II 级，同术前

小结：颈静脉孔肿瘤延伸至颈部，与颈内静脉的关系有以下 3 种情况（图 7-43）。

（1）肿瘤与静脉壁粘连，不易分离，此种情况下，颈内静脉通常被肿瘤压闭，暂时不回流静脉血，需结扎切断颈内静脉才能全切肿瘤。

（2）肿瘤位于静脉的深方，两者无粘连，颈内静脉遮挡肿瘤，切除肿瘤困难，术前要判断颈静脉回流情况，决定是否能结扎颈内静脉以便更好地切除深方肿瘤。

（3）肿瘤长入颈内静脉内，多见于颈静脉球瘤和脑膜瘤，肿瘤游离于颈静脉管壁内，此种情况需结扎并切除颈内静脉才能切除肿瘤。

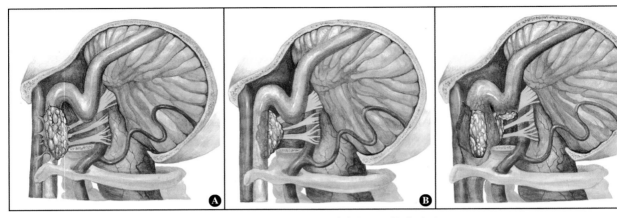

图 7-43   颈静脉孔区肿瘤与颈内静脉关系
A. 肿瘤位于颈内静脉表面；B. 肿瘤位于颈内静脉深方；C. 肿瘤长入颈内静脉内

附：颈静脉球瘤和颈静脉孔脑膜瘤分级

颈静脉球瘤 Fisch 分级

A 级：鼓室球瘤。

B 级：鼓室球瘤向乳突侵犯。

C 级：颈静脉球体瘤。

 C1：肿瘤累及颈内动脉垂直段。

 C2：肿瘤累及至颈内动脉膝部。

 C3：肿瘤累及至颈内动脉水平段。

 C4：肿瘤累及至破裂孔。

D 级：肿瘤侵犯颅内。

 De1：肿瘤位于硬膜外突入颅内距离小于
   2cm。

 De2：肿瘤位于硬膜外突入颅内距离大于
   2cm。

 Di1：肿瘤位于硬膜下突入颅内距离小于
   2cm。

 Di2：肿瘤位于硬膜下突入颅内距离大于
   2cm。

颈静脉球瘤 Glasscock-Jackson 分级

Ⅰ级：小型肿瘤，累及颈静脉球、中耳、乳突。

Ⅱ级：肿瘤扩展至内耳道下方，可能有颅内生长。

Ⅲ级：肿瘤侵犯岩骨及岩尖，可能有颅内生长。

Ⅳ级：肿瘤超越颞骨至斜坡或颞下窝，可能有颅内生长。

颈静脉孔脑膜瘤分级（Bakar 分型）

Ⅰ型：肿瘤主要位于颈静脉孔。

Ⅱ型：肿瘤主要向脑桥小脑角/颅内生长。

Ⅱa型：肿瘤生长至脑桥小脑角/颅内及中耳。

Ⅲ型：肿瘤主要向颈部生长。

Ⅲa型：肿瘤扩展至颈部和中耳。

Ⅳ型：肿瘤生长至脑桥小脑角/颅内和颈部（"哑铃"形）。

Ⅳa型：肿瘤生长至脑桥小脑角/颅内、颈部和中耳。

第八章 岩枕入路切除颈静脉孔肿瘤

岩枕入路(图8-1)于1991年首先由Mann提出，1995年由Mazzoni和Sanna进行了改良，主要用于切除颈静脉孔内外沟通的肿瘤，尤其是硬膜下有较多肿瘤者。岩枕入路结合乙状窦后和迷路下经乳突这两个间隙，这个入路能直接显露颈静脉孔、脑桥小脑角区和上颈部，保留中耳和内耳，面神经不需要移位。根据是否结扎切开乙状窦，手术入路分为岩枕经乙状窦入路和岩枕跨乙状窦入路（图8-2）。

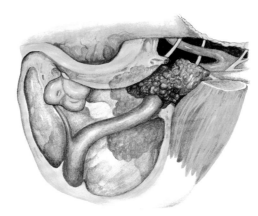

图 8-1　岩枕入路示意图
岩枕入路适用于肿瘤位于硬膜下及硬膜外，且硬膜下肿瘤较多者，手术需枕下乙状窦后开颅及磨除乳突骨质

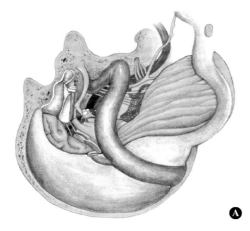

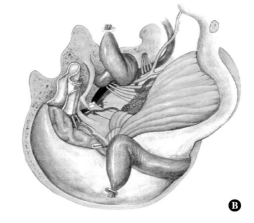

图 8-2　岩枕入路分类
A. 岩枕跨乙状窦入路；B. 岩枕经乙状窦入路

【病例1】岩枕经乙状窦入路切除颈静脉孔神经鞘瘤（视频8-1）

病史：

（1）患者，女性，59岁。

（2）左耳听力丧失5年，头晕、头痛2周。

（3）查体：神清语利，左侧听力

视频 8-1

下降，悬雍垂右偏，左侧咽反射减退，伸舌左偏。

（4）术前影像学可见肿瘤位于左侧颈静脉孔内、脑桥小脑角区、岩骨及颈部（图8-3～图8-7）。

术前讨论：此病例属于D型颈静脉孔神经鞘瘤（颈静脉孔神经鞘瘤Kaye-Pellet分型），肿瘤的特点是颅内外沟通，颅内脑桥小脑角区、岩骨颈静脉孔内及颈部均有肿瘤，单纯采用硬膜下入路和硬膜外入路，很难达到肿瘤全切除。

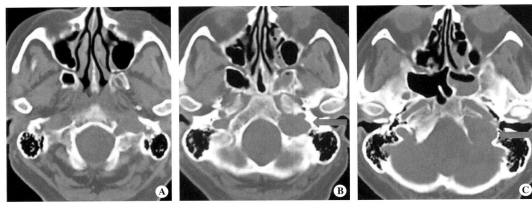

图 8-3 术前岩骨薄层骨窗 CT

左侧颈静脉孔扩大（红色箭头）

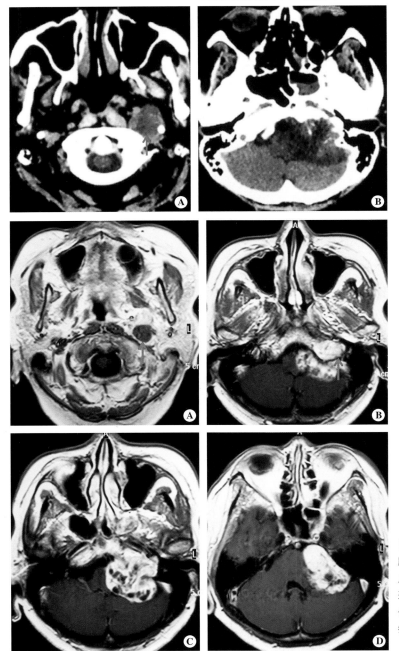

图 8-4 术前头颅 CT

肿瘤位于左侧颈静脉孔区，

呈低密度

图 8-5 术前轴位增强 MRI

肿瘤位于左侧颈静脉孔区，范围
广泛，累及颈部（A 中红色箭头）、
颈静脉孔（B 中红色箭头）及左
侧脑桥小脑角区（C，D），肿
瘤呈囊实性，以实性为主，强化
明显

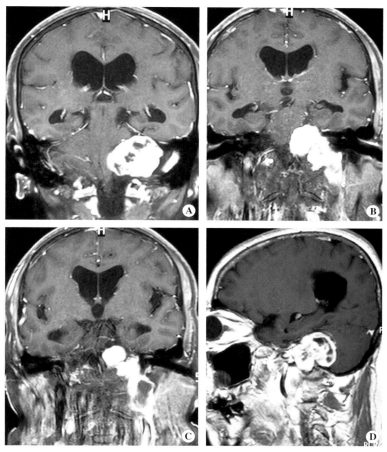

图 8-6　术前冠状位及矢状位增强 MRI

可见肿瘤体积巨大，侵犯范围较广

术前需考虑的问题：

（1）手术能够良好地显露颅内、颈静脉孔及颈部的肿瘤。

（2）术前面神经功能正常，需保护面神经。

（3）肿瘤颅内外沟通，手术后避免切口漏液。

（4）硬膜开放与岩骨相通，避免脑脊液鼻漏。

手术入路：岩枕经乙状窦入路肿瘤切除术。

岩枕经乙状窦入路操作步骤：协助患者取仰卧位，头偏向健侧，行耳后大弧形切口，磨除枕骨及乳突，显露出颅中窝和颅后窝底硬脑膜、乙状窦等结构，轮廓化垂直段面神经或磨出一个面神经骨桥，解剖颈部，结扎剪断颈内静脉及乙状窦，切除肿瘤，术腔填塞自体腹部脂肪，逐层缝合。笔者根据神经外科手术特点，对岩枕入路进行了改良（图 8-8），技术要点如下：协助患者取侧俯卧位，头架固定，行耳后小弧形切口，铣刀开颅，取下枕骨骨瓣，磨钻磨除岩骨（迷路下方乳突骨质），解剖颈部，结扎剪断颈内静脉及乙状窦，

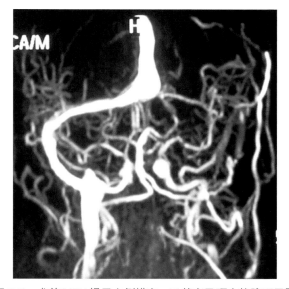

图 8-7　术前 MRV 提示左侧横窦、乙状窦及颈内静脉不显影

切除肿瘤，缝合硬膜，对骨瓣复位固定，封闭鼓室窦入口，乳突处缺损骨质填塞自体腹部脂肪，逐层缝合。

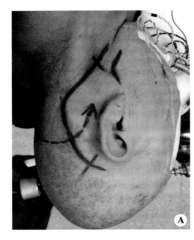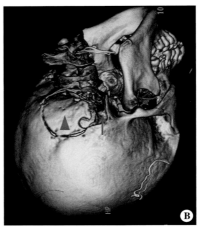

图 8-8 术中切口示意图

A. 耳后至颈部弧形切口；B. 术后骨窗 CT 重建，可见枕部骨瓣复位情况（红色三角）及岩骨乳突磨除范围（红色箭头）

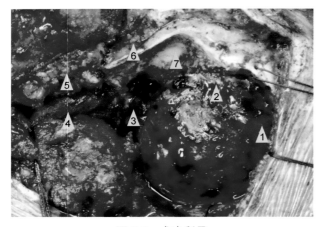

图 8-9 术中所见

左侧枕部开颅后，磨除乳突骨质，全程显露静脉系统。1. 横窦；2. 乙状窦；3. 颈静脉球；4. 颈内静脉；5. 腮腺；6. 外耳道位置；7. 鼓室窦开口位置，已用骨蜡封闭

　　术中所见：术中首先解剖颈部、枕下乙状窦后开颅，取下骨瓣后用磨钻磨除乳突部分骨质，全程显露横窦、乙状窦、颈静脉球和颈内静脉（图 8-9）。肿瘤与颈内静脉和颈静脉球粘连紧密，不易分离，结扎离断颈内静脉，结扎并剪开乙状窦，先切除颅内部分肿瘤，然后切除颈静脉孔内肿瘤，最后切除颈部肿瘤，颈部肿瘤与颈内静脉粘连紧密，无法分离，唯有将颈内静脉和肿瘤一同切除，肿瘤镜下全切除（图 8-10，图 8-11）。

　　术后情况：术后面神经功能 II 级，后组脑神经轻度损伤，饮水偶有呛咳。

　　岩枕经乙状窦入路切除颈静脉孔肿瘤的优点：

　　（1）此入路显露乙状窦后方空间较大，有利于切除颅内部分肿瘤。

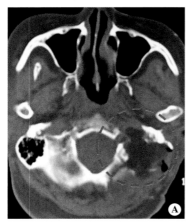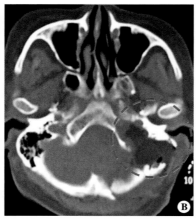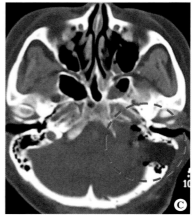

图 8-10 术后 CT 骨窗显示岩骨磨除范围（红色虚线圆圈）

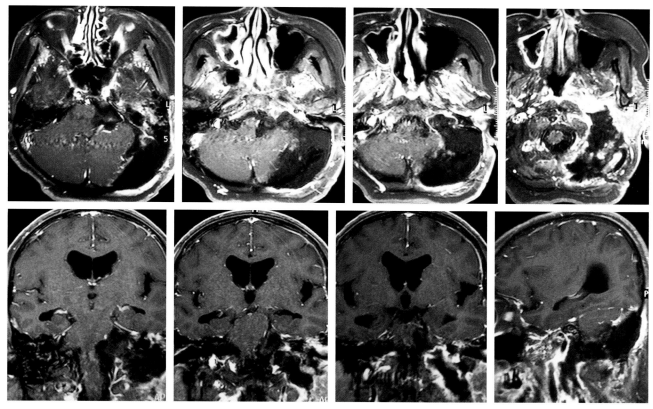

图 8-11　术后增强 MRI（脂肪抑制）显示肿瘤全切除

（2）剪开乙状窦后，空间更广阔，而且不需牵拉或仅轻度牵拉小脑。

（3）颈部肿瘤显露充分，颈部肿瘤与后组脑神经及颈部血管的关系相对清晰可辨。

（4）面神经垂直段不用移位，面神经损伤概率小。

（5）不破坏迷路和中耳鼓室，可以保留听力。

【病例 2】岩枕经乙状窦入路切除颈静脉孔复发神经鞘瘤（视频 8-2）

视频 8-2

病史：

（1）患者，女性，46 岁。

（2）患者 2 年前在外院行左侧脑桥小脑角区肿瘤切除术，术后残留肿瘤进行性增大。

（3）查体：左侧面神经功能 II 级，左侧听力丧失，咽反射正常，耸肩有力，伸舌居中，四肢肌力正常。

术前讨论：此病例属于 D 型颈静脉孔神经鞘瘤（颈静脉孔神经鞘瘤 Kaye-Pellet 分型），其为颈静脉孔内外沟通的神经鞘瘤，颅内肿瘤呈结节状，岩骨内肿瘤较多，且有一部分肿瘤生长至颈部。2 年前已行乙状窦后入路切除肿瘤，但未能全切除。本次手术笔者未选择乙状窦后入路的原因，一是岩骨内肿瘤较多，且颈静脉孔入口相对狭小（图 8-12），不利于岩骨内肿瘤切除；二是颅内部分肿瘤位置偏内侧（图 8-13），体积较小，小脑半球遮挡较多，切除颅内部分肿瘤，尤其是切除近中线部位的肿瘤相对困难，即使颅内部分肿瘤切除后，脑桥小脑角区也不会存在一个很大的操作空间，颈静脉孔内的肿瘤很难切除干净，患者颈部也有肿瘤（图 8-14），通过颅内 - 岩骨这个路径很难将颈部肿瘤切除。术前评估了静脉系统的代偿情况（图 8-15），提示右侧横窦及颈内静脉代偿良好。

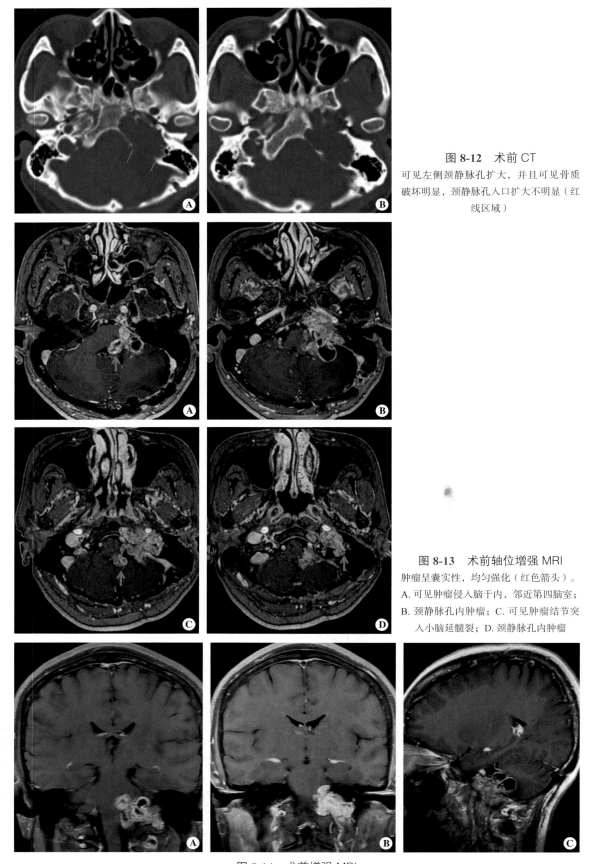

图 8-12　术前 CT
可见左侧颈静脉孔扩大，并且可见骨质破坏明显，颈静脉孔入口扩大不明显（红线区域）

图 8-13　术前轴位增强 MRI
肿瘤呈囊实性，均匀强化（红色箭头）。
A. 可见肿瘤侵入脑干内，邻近第四脑室；
B. 颈静脉孔内肿瘤；C. 可见肿瘤结节突入小脑延髓裂；D. 颈静脉孔内肿瘤

图 8-14　术前增强 MRI
A～C. 可见肿瘤呈囊实性；B. 显示突入颈部的肿瘤（红色虚线圆圈）

手术入路：岩枕经乙状窦入路肿瘤切除术。

术中所见：第1次手术采用颅后窝倒"7"形切口，这次手术在原切口基础上向颈部延长（图8-16）。取下上次乙状窦后开颅骨瓣，解剖颈部，完整显露颈内静脉，用磨钻磨除岩骨，显露岩骨内肿瘤，先切除一部分岩骨内肿瘤，然后结扎并剪断乙状窦，剪开颅后窝硬膜，切除颅内部分肿瘤后空间宽阔，继续切除岩骨内肿瘤，最后结扎剪断颈内静脉，切除颈部肿瘤，肿瘤全切除（图8-17，图8-18）。

术后情况：患者术后2周鼻饲饮食后拔除胃管，左侧面神经功能Ⅲ级，无脑脊液漏。

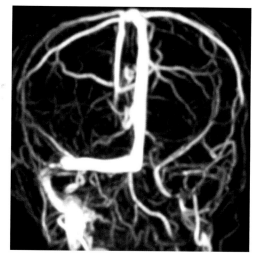

图 8-15　术前 MRV
可见左侧横窦及颈内静脉闭塞，右侧代偿良好

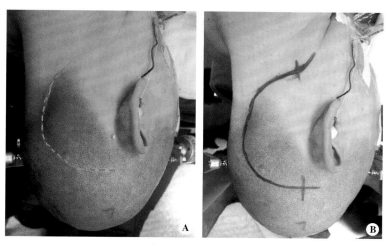

图 8-16　手术切口示意图
A. 头皮瘢痕处为第1次手术切口；B. 本次手术切口

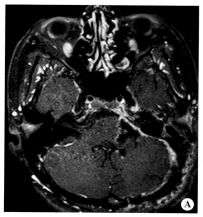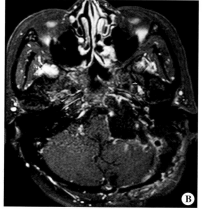

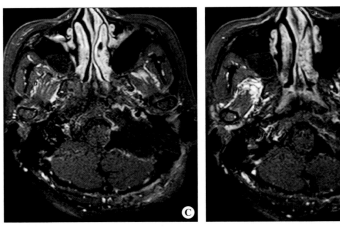

图 8-17 术后轴位增强 MRI

可见肿瘤切除干净，包括突入脑干内、小脑延髓裂及颈静脉孔内的肿瘤均予以切除

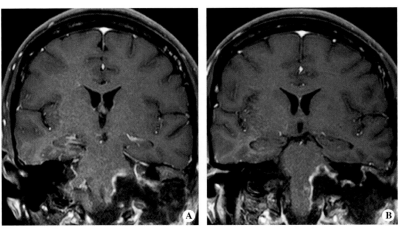

图 8-18 术后冠状位增强 MRI

可见肿瘤切除满意

【病例 3】岩枕跨乙状窦入路切除颈静脉孔神经鞘瘤（视频 8-3）

视频 8-3

病史：

（1）患者，女性，53 岁。

（2）患者 4 年前开始出现颈部不适，2 年前出现转颈困难，1 个月前间断出现饮水呛咳。

（3）查体：面纹对侧，咽反射正常，悬雍垂居中，耸肩有力，伸舌略左偏，余未见异常。

（4）术前电反应测听显示听力正常。

术前讨论：此患者属于 A 型颈静脉孔神经鞘瘤（颈静脉孔神经鞘瘤 Kaye-Pellet 分型），肿瘤体积不大，主要是颅内和颈静脉孔沟通，没有侵犯颈部，但 CT 显示颈静脉孔入口异常狭窄（图 8-19），MRI 可见肿瘤在颈静脉孔入口处被卡压，呈"葫芦状"（图 8-20，图 8-21）。MRV 显示肿瘤侧颈内静脉被肿瘤压闭，对侧代偿良好（图 8-22）。可以考虑枕下乙状窦后入路切除肿瘤，如果从乙状窦后入路切除肿瘤，则颅内处理狭窄的颈静脉孔周围骨质较困难，有可能会残留颈静脉孔内的肿瘤。该患者术前左侧听力正常，因此要选择的手术入路不应破坏听力。

手术入路：岩枕跨乙状窦入路肿瘤切除术。

手术步骤：

（1）患者取侧卧位，头架固定。

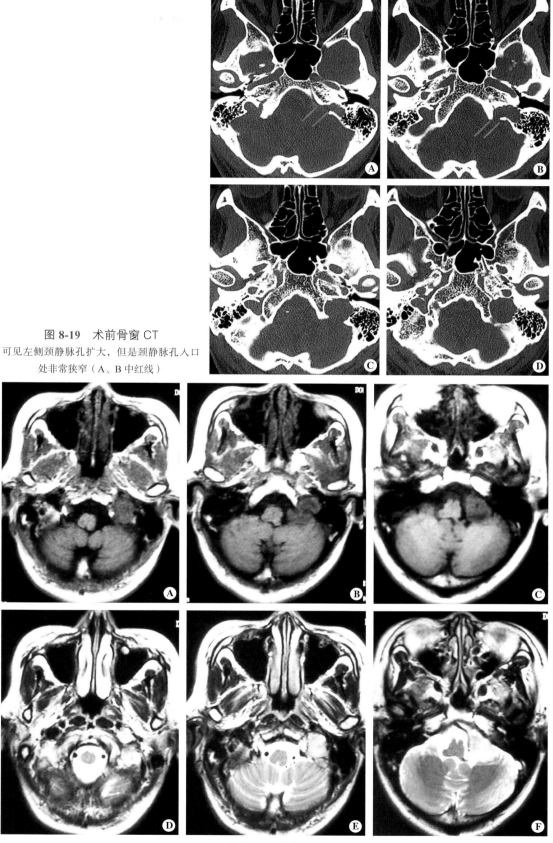

图 8-19　术前骨窗 CT
可见左侧颈静脉孔扩大，但是颈静脉孔入口
处非常狭窄（A、B 中红线）

图 8-20　术前 MRI 轴位 T_1 和 T_2 序列
肿瘤呈长 T_1、长 T_2 信号

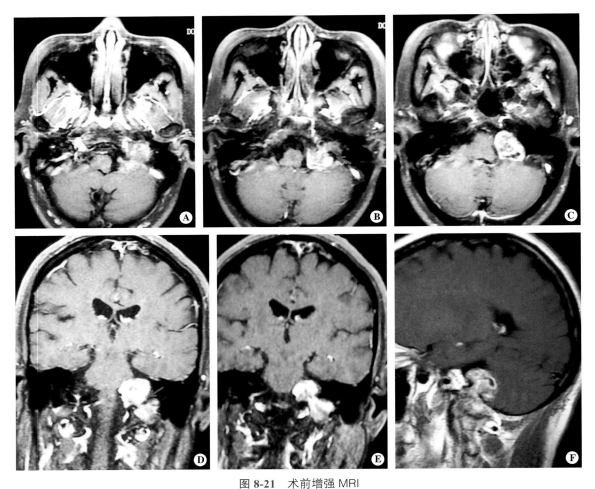

图 8-21　术前增强 MRI

可见肿瘤位于脑桥小脑角区和颈静脉孔内，强化明显，由于颈静脉孔入口异常狭窄，肿瘤在此处受到卡压，呈"葫芦状"（红色箭头）

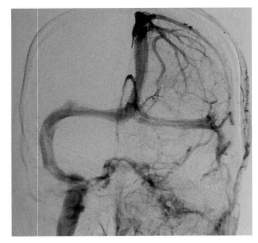

图 8-22　术前 MRV

可见左侧乙状窦及颈内静脉不显影，提示左侧静脉受肿瘤压迫回流障碍，右侧静脉回流代偿良好

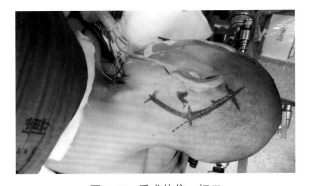

图 8-23　手术体位、切口

协助患者取侧卧位，头架固定，手术取耳后弧形切口（紫色实线），不用枕下乙状窦后入路切口（红色虚线），因为此例患者颈部没有肿瘤，切口不必过多向颈部延伸，只需能将乳突完全显露出来即可

即可。

（4）用铣刀取枕骨骨瓣，即乙状窦后开颅骨瓣（图 8-24）。

（5）磨除乳突骨质，显露乙状窦及颈静脉孔处肿瘤（图 8-25）。

（2）取耳后小弧形切口，切口下缘向前方延伸，因为颈部没有肿瘤，不需过多延长（图 8-23）。

（3）牵开颈部肌肉，骨膜剥离至外耳道后缘

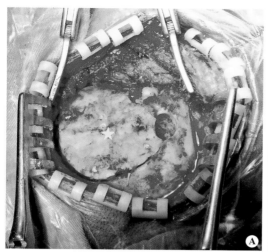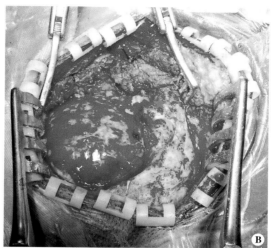

图 8-24　铣取骨瓣

A. 铣刀取骨瓣（黄色五角星），岩骨乳突的显露较乙状窦后入路充分（蓝色五角星示乳突尖）；B. 取下骨瓣后显露硬脑膜（蓝色五角星示乳突尖）

（6）切除颈静脉孔区颅外部分肿瘤。

（7）乙状窦后剪开硬膜，保留乙状窦，切除颅内脑桥小脑角处肿瘤。

（8）缝合硬脑膜，骨瓣复位固定，乳突骨质缺损处用自体脂肪填塞（图 8-26）。

术中所见：术中先从乙状窦前方，再从乙状窦后方切除肿瘤，即跨乙状窦切除肿瘤，没有牺牲乙状窦。从颅外切除颈静脉孔处肿瘤的优点是肿瘤在直视下切除，易于止血，可以判断载瘤神经，颅外段后组脑神经也可直视，便于保护。硬膜下和硬膜外肿瘤均在直视下全切除（图 8-27，图 8-28）。

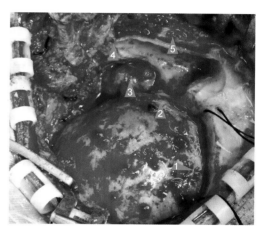

图 8-25　磨除乳突骨质

乳突磨除后，显露出横窦、乙状窦及静脉孔处肿瘤，这样颈静脉孔处肿瘤完全可以从颅外切除。1. 横窦；2. 乙状窦；3. 颈静脉孔处肿瘤；4. 残存的乳突尖；5. 外耳道后壁的位置

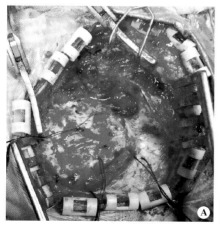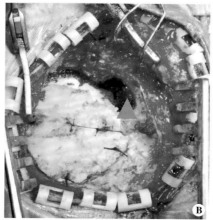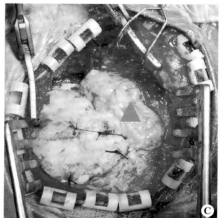

图 8-26　缝合固定

A. 硬膜下肿瘤切除后缝合颅后窝硬膜；B. 骨瓣复位，用丝线固定（蓝色三角）；C. 乳突处骨质缺损用自体脂肪填塞（蓝色三角）

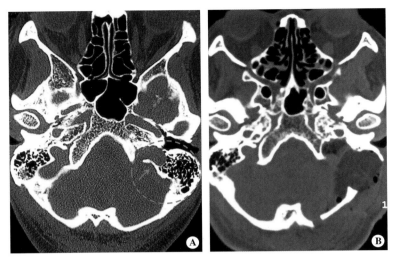

图 8-27　术后 CT 显示岩骨磨除范围
A. 术前；B. 术后同一层面岩骨薄扫骨窗像

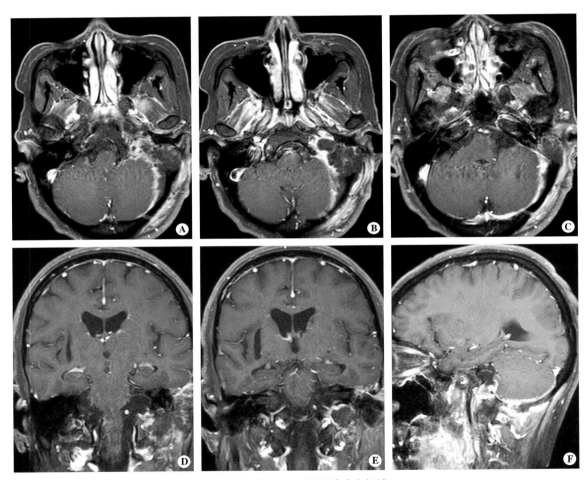

图 8-28　术后 MRI 可见肿瘤全切除
图 C 红色箭头示颅内脑桥小脑角区，图 E 红色箭头示术前颈静脉孔处肿瘤所在位置

术后情况：术后患者无面瘫，早期饮水略有呛咳，鼻饲饮食 1 周后拔除胃管，无声音嘶哑，左侧保留了有效听力，因为磨除了乳突，术后电反应测听显示低频听力下降，提示传导性听力下降（图 8-29）。

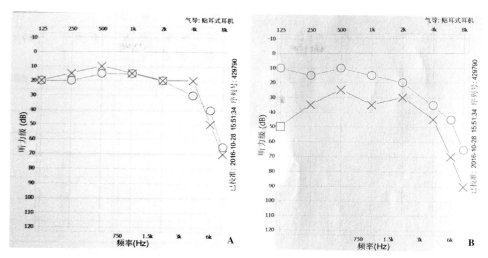

图 8-29　术前、术后电反应测听结果对比

A. 术前电反应测听，双侧听力基本正常；B. 术后电反应测听，可见左侧听力（蓝色）略下降，但是仍在有效听力范围内

【病例 4】岩枕跨乙状窦入路切除颈静脉孔复发脑膜瘤（视频 8-4）

视频 8-4

病史：

（1）患者，女性，49 岁。

（2）患者 19 个月前行颅后窝肿瘤切除术；病

理为非典型脑膜瘤；3 个月前行伽马刀治疗后颈部疼痛；3 周前颈部疼痛加重，伴吞咽困难、饮水呛咳。

（3）查体：右侧面神经功能Ⅲ级，吞咽困难，咽反射存在。

术前讨论：此患者第 1 次手术可见肿瘤位于枕骨大孔背侧（图 8-30），此次肿瘤非原位复发，

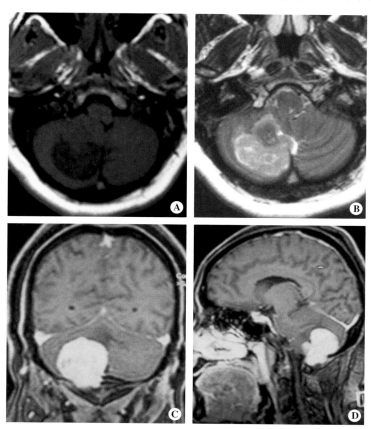

图 8-30　第 1 次术前 MRI

可见肿瘤位于枕骨大孔背侧，没有侵犯岩骨

可能是肿瘤沿着上次手术边缘侵犯枕骨之后又延伸至岩骨所致。此部位脑膜瘤手术要比神经鞘瘤复杂，因为脑膜瘤呈匍匐状生长，侵袭性破坏岩骨，不像鞘瘤对骨质通常只是推挤，边界相对清楚；再者脑膜瘤浸润周围肌肉，要想彻底切除肿瘤也需切除受累的肌肉。

手术入路：岩枕入路肿瘤切除术。

术中所见：岩骨脑膜瘤通常长入岩骨气房内（图 8-31），肿瘤与气房混在一起，一边磨除气房，一边切除肿瘤。小部分肿瘤突入颅内位于延髓腹侧（图 8-32），这部分肿瘤从硬膜下将其切除。肿瘤近全切除（图 8-33）。

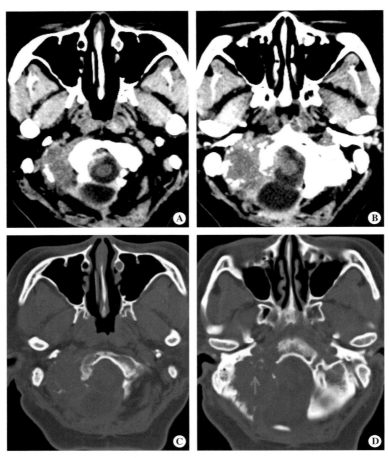

图 8-31　第 2 次术前 CT

A、B.肿瘤位于右侧岩骨颈静脉孔区，呈等密度，骨质有破坏，可见散在岩骨破坏后的碎骨片；C、D.骨窗像显示岩骨破坏的范围

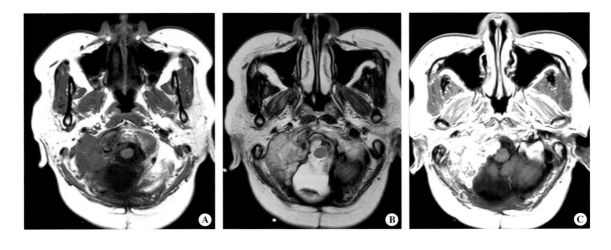

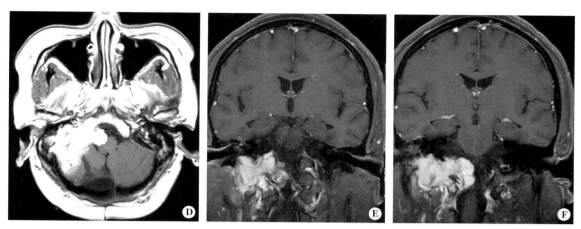

图 8-32 第 2 次术前 MRI

A. 轴位 T_1 序列，肿瘤呈等 T_1 信号；B. 轴位 T_2 序列，呈等 T_2 信号，肿瘤内可见分隔（红色箭头）；C ～ F. 增强 MRI，肿瘤强化明显，肿瘤结节突入延髓腹侧（图 D 红色箭头），生长至颈部（图 E 红色箭头）

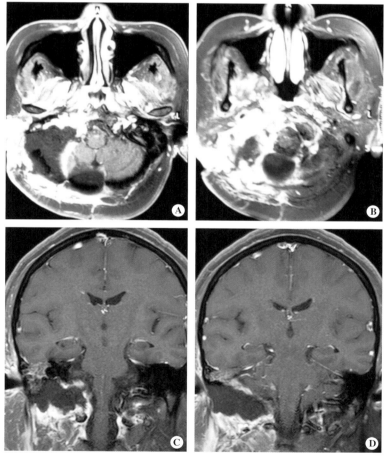

图 8-33 术后增强 MRI，显示肿瘤近全切除

术后情况：术后患者后组脑神经受损症状没有加重，未出现脑脊液漏，颈部疼痛好转。

第九章　迷路下经乳突入路切除颈静脉孔肿瘤

颈静脉孔区病变的手术入路均利用迷路下方间隙，Fisch颞下窝A型入路、岩枕入路均在迷路下方操作，只是这两种手术入路比较特殊，除了这两种入路外，其他需经迷路下方的入路均可归为迷路下经乳突入路（图9-1）。

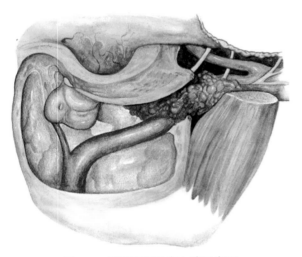

图 9-1　迷路下经乳突入路示意图

一、迷路下经乳突入路切除颈静脉孔软骨肉瘤

视频 9-1

【病例1】（视频9-1）

病史：

（1）患者，男性，26岁。

（2）外伤后自觉右侧耳鸣，右肩部疼痛，声音嘶哑半年。

（3）查体：右耳后可触及拇指大小质韧包块，有压痛，伸舌略向右偏。

（4）CT显示肿瘤呈低密度，内有钙化（图9-2），MRI显示肿瘤呈典型的蜂窝煤样强化（图9-3）。

术前讨论：此病例肿瘤位于颈静脉孔区，肿瘤完全位于硬膜外，一部分肿瘤位于颈部，术前听力和面神经功能正常，手术需考虑选择硬膜外入路，同时能对面听神经功能加以保护。

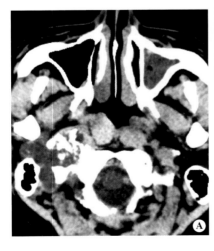
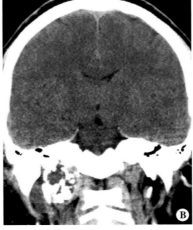
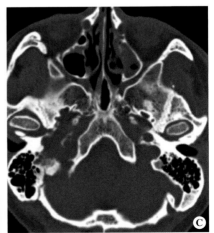

图 9-2　术前 CT

A、B. 术前CT平扫，肿瘤位于右侧颈静脉孔区，呈低密度，内含散在钙化团块；C.岩骨骨窗CT扫描，右侧颈静脉孔扩大，有骨质破坏

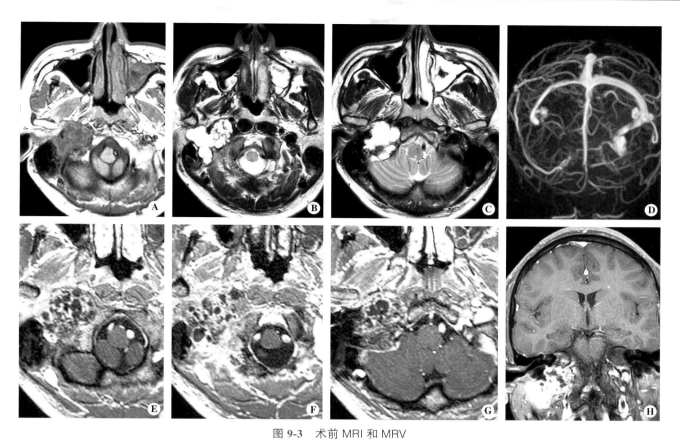

图 9-3 术前 MRI 和 MRV

A. 术前 T_1 MRI 平扫，肿瘤位于右侧颈静脉孔区，呈长 T_1 信号；B、C. T_2 MRI 平扫，呈长 T_2 信号，高亮 T_2 也是软骨肉瘤的一个影像学特点；
D. MRV 显示右侧颈静脉球不显影，考虑肿瘤将其压闭；E ～ H. 增强 MRI 显示肿瘤不均匀强化，呈"蜂窝煤"样

手术入路：迷路下经乳突入路肿瘤切除术。

术前讨论：迷路下经乳突入路的手术适应证比较广泛，适用于肿瘤位于硬膜外的颈静脉孔肿瘤，或主体位于硬膜外，小部分位于硬膜下的肿瘤，或岩骨内肿瘤、侵犯岩尖处的肿瘤。相比于 Fisch 颞下窝入路和岩枕入路，此入路操作也相对简单。

颈静脉孔肿瘤的手术入路均属于迷路下操作，通常不破坏迷路。手术采用耳后弧形切口（图 9-4），磨除岩骨的前方至外耳道后壁，面神经不需显露，上方至迷路下，下方磨除乳突尖至颅后窝底，后方至颅后窝硬膜，根据肿瘤大小，磨除范围可扩展至乙状窦后方硬膜（图 9-5）。

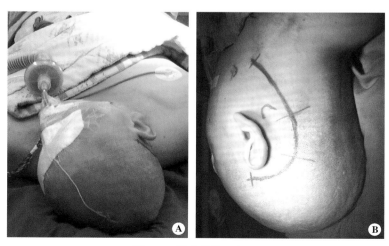

图 9-4 手术体位、切口

A. 患者取仰卧位，头部向健侧旋转；B. 耳后弧形切口

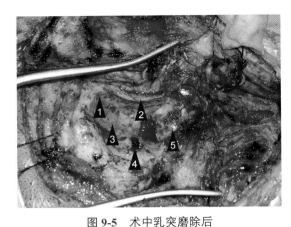

图 9-5 术中乳突磨除后

1. 鼓室窦；2. 外耳道后壁；3. 迷路所在位置；4. 乙状窦；5. 肿瘤

术中所见：手术磨除迷路下乳突骨质后即可见到肿瘤，肿瘤为软骨肉瘤，实质成分呈胶冻样，易于切除，但是间质成分较多，间质成分为纤维间隔，质地硬韧，需用尖刀和超声吸引器辅助切除肿瘤。肿瘤位于硬膜外，但是与硬膜粘连紧密，切除肿瘤后硬膜出现小的漏口，用肌肉和生物胶修补，肿瘤全切除（图 9-6，图 9-7）。

术后情况：术后未出现脑脊液漏，患者无面瘫，听力较术前下降，但能接听电话，后组脑神经受损症状较术前好转。

图 9-6 术后岩骨 CT 骨窗像可见岩骨磨除范围，图 B 红色区域为迷路，迷路下经乳突入路通常要保留迷路

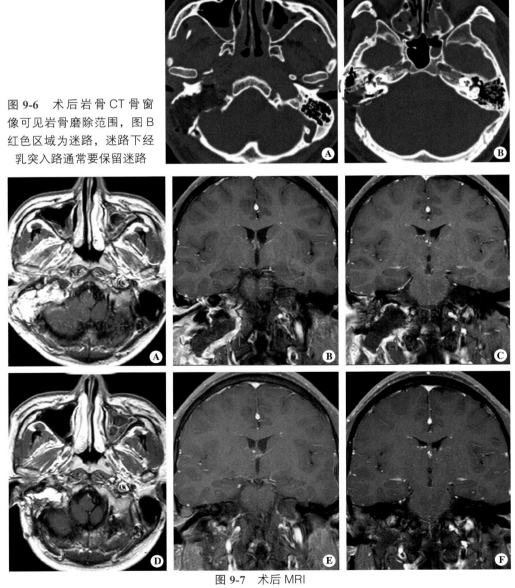

图 9-7 术后 MRI

A. 红色区域短 T_1 团块为术区填塞的自体脂肪组织；B、C. 冠状位脂肪抑制像，可见肿瘤切除满意，由于肿瘤侵犯颈部，MRI 示颈部瘤腔周围组织术后反应较重，不要误认为肿瘤残留（红色箭头）；D. 术后 6 个月复查 MRI，红色区域为填塞的自体脂肪，脂肪大部分萎缩吸收；E、F. 冠状位脂肪抑制像，此时可见术野干净，6 个月前的术后瘤周组织反应消失

二、迷路下经乳突入路切除颈静脉孔神经鞘瘤

【病例2】（视频9-2）

视频9-2

病史：

（1）患者，女性，38岁。

（2）声音嘶哑10个月，饮水呛咳，耳鸣，左耳失聪6个月。

（3）查体：左耳听力下降，咽反射正常，悬雍垂居中，伸舌居中。

手术入路：迷路下经乳突入路肿瘤切除术。

术中所见：此病例特点是肿瘤位于颈部、颈静脉孔及颅内脑桥小脑角区（图9-8），肿瘤呈实性，MRI短T_2信号提示肿瘤质地硬韧（图9-9，图9-10）。基于以上考虑术前在制定手术方案时选择岩枕入路（图9-11A），应用岩枕入路是因为肿瘤呈颅内外沟通生长，担心从硬膜外间隙不能将颅内肿瘤切除干净。手术先做了一个乙状窦后

入路开颅骨瓣，然后用磨钻磨除乳突皮质骨备用，再磨除深方的乳突气房，先切除岩骨内的肿瘤，即硬膜外肿瘤，但是手术过程中通过硬膜外空间，将颅内脑桥小脑角区的肿瘤切除了（图9-12），所以，之前乙状窦后开颅时这部分硬膜没有剪开，也就是没有用到乙状窦后间隙。虽然是岩枕入路开颅，但实际上只应用了迷路下经乳突间隙。乙状窦后开颅骨瓣复位，将磨钻磨下的乳突尖皮质骨骨片复位，这样可以保持良好的外观（图9-11B，图9-13）。

术后情况：术后患者未出现后组脑神经损伤症状，正常饮食、饮水，仍有耳鸣，无脑脊液漏。

小结：迷路下经乳突入路要避免术后出现脑脊液漏。术中硬膜开放是无法严密缝合的，避免脑脊液漏的关键如下：①封闭鼓室窦开口，用肌肉和骨蜡封闭；②将腹部脂肪剪成条状，填塞于硬膜漏口处，脂肪要填实，颞肌瓣覆盖于脂肪之上，缝合要紧密，对脂肪有压迫作用，而且切口表面要垫上纱布，绷带加压包扎。

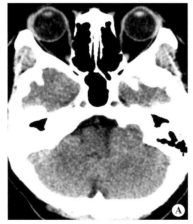
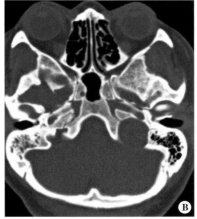

图9-8　术前CT

A.术前头颅平扫CT，可见肿瘤位于左侧颈静脉孔区，呈类圆形、等密度；B.术前岩骨薄层CT扫描骨窗像，显示左侧颈静脉孔膨胀性扩大

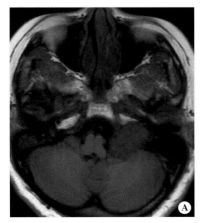
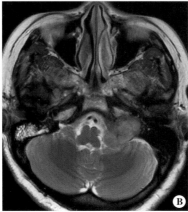
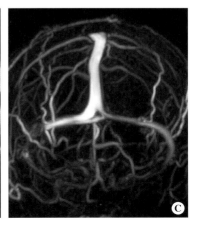

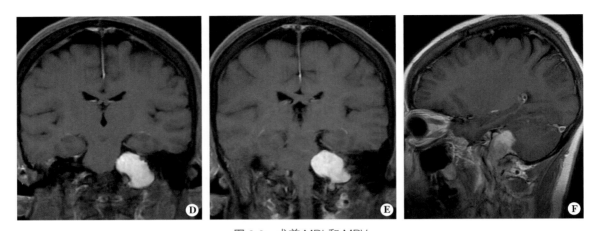

图 9-9　术前 MRI 和 MRV

A. 术前轴位 T₁ 加权像，肿瘤呈略长 T₁ 信号；B. 术前轴位 T₂ 加权像，肿瘤呈略短 T₂ 混杂信号；C. 术前 MRV，可见左侧颈静脉球以下静脉系统显影欠佳；D ～ F. 增强 MRI，肿瘤强化明显且较均匀

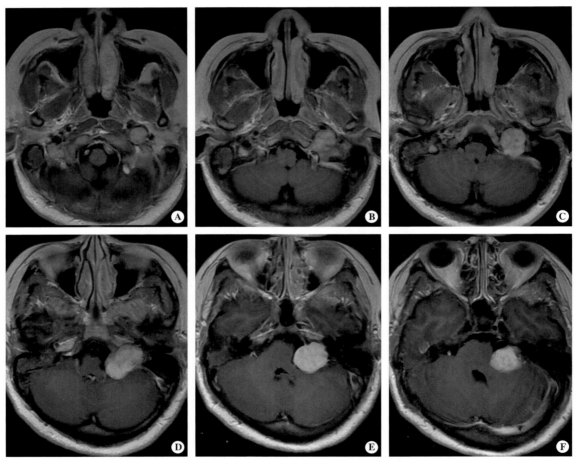

图 9-10　术前轴位增强 MRI

可见肿瘤范围广泛，颈部、颈静脉孔及颅内脑桥小脑角区均可见肿瘤

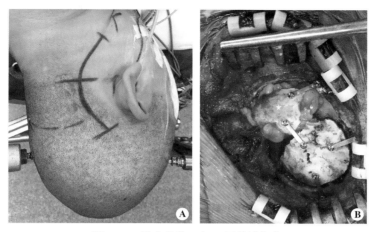

图 9-11　手术体位、切口及骨瓣复位
A. 手术体位和切口，患者取侧卧位，头架固定，耳后弧形切口；B. 肿瘤切除后骨瓣复位图片，蓝色星号为乳突皮质骨，黄色星号为乙状窦后开颅骨瓣

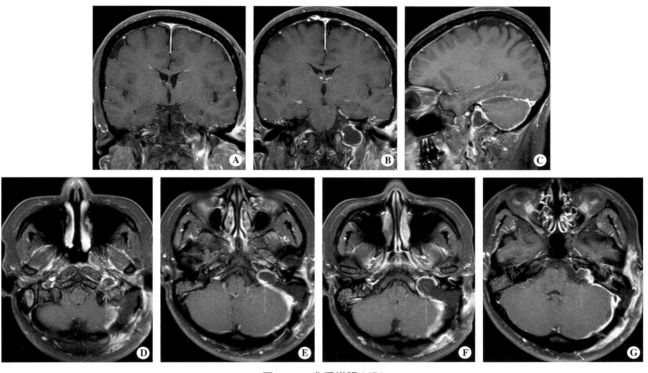

图 9-12　术后增强 MRI
可见肿瘤切除满意，颈部、颈静脉孔及颅内肿瘤均切除干净（红色箭头）

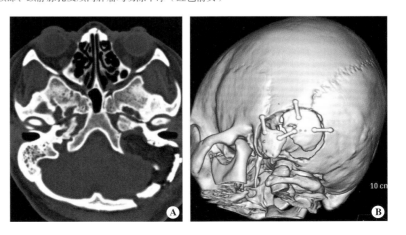

图 9-13　术后 CT 及颅骨重建
A. 术后 CT 骨窗像，显示岩骨磨除的范围；B. 颅骨重建，可见骨瓣及颞骨乳突皮质骨复位情况

三、迷路下经乳突入路切除 岩骨脑膜瘤

【病例3】

病史：

（1）患者，女性，41岁。

（2）2016年3月行左顶枕开颅脑膜瘤切除术。

（3）2017年2月行伽马刀治疗。

（4）2017年11月出现声音嘶哑、饮水呛咳及吞咽困难。

（5）2018年1月再次手术，病理显示脑膜瘤，增生活跃。

（6）2018年3月行伽马刀治疗。

（7）2018年10月开始出现颈部疼痛。

（8）查体：左侧面神经功能Ⅱ～Ⅲ级，悬雍垂右偏，咽反射减退，耸肩对称，伸舌左偏。

手术入路：迷路下经乳突入路肿瘤切除术。

术前讨论：此病例刚发病时肿瘤位于小脑幕（图9-14A，图9-14B），复发后肿瘤向岩骨内生长（图9-14C），第1次手术采用颞顶枕开颅，第2次手术将原切口向颅后窝延长。2019年1月底因复发来笔者所在医院，检查发现肿瘤完全位于岩骨内，且范围广泛（图9-15，图9-17A～D），手术采用迷路下经乳突入路，重新选取耳后弧形切口，没有借用前两次手术切口（图9-16）。

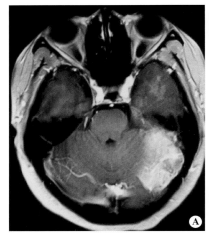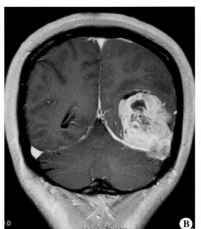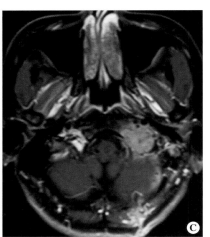

图9-14　各次术前MRI

A、B.第1次术前MRI，见肿瘤位于小脑幕；C.第2次术前MRI，肿瘤复发向岩骨内生长

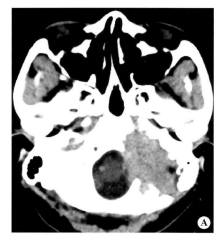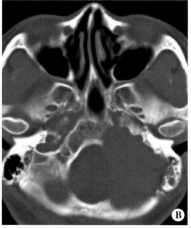

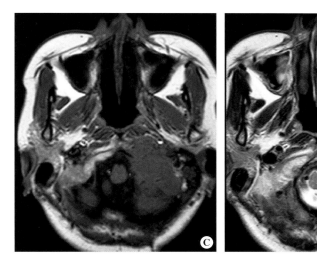

图 9-15 第 3 次手术前影像学表现

A. 术前头颅 CT 平扫，肿瘤位于左侧岩骨内，呈高密度；B. 术前岩骨 CT，见岩骨破坏明显；C. 术前 MRI T_1 加权像；D. 术前 MRI T_2 加权像，肿瘤呈长 T_1、长 T_2 信号，结节状，肿瘤内有间隔

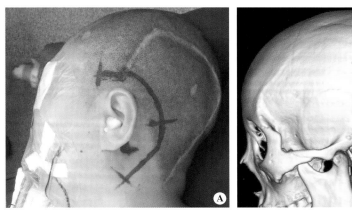

图 9-16 手术切口

A. 头皮瘢痕处为前两次手术切口，紫色弧形为第 3 次手术切口；B. 术前颅骨 CT 重建，可见前两次手术骨瓣

术中所见：术中磨除乳突残存骨质，肿瘤位于岩骨内，呈灰红色，质软，血供丰富，边界不清，有几个肿瘤结节突入硬膜下，通过破损的硬膜将其切除。

术后情况：肿瘤近全切除（图 9-17E ～ H），

术后患者后组脑神经损伤症状暂时加重，鼻饲饮食 1 周后拔除胃管，正常经口进食。面瘫没有加重，同术前（图 9-18），无脑脊液漏，术前的头颈部疼痛症状缓解。岩骨内体积较大的肿瘤患者术前多有头颈部疼痛，手术后症状多数能缓解。

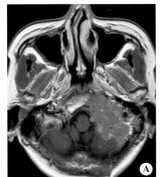
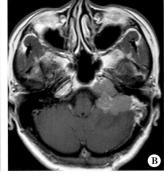
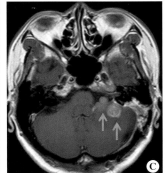
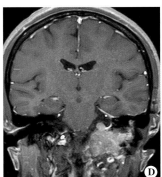

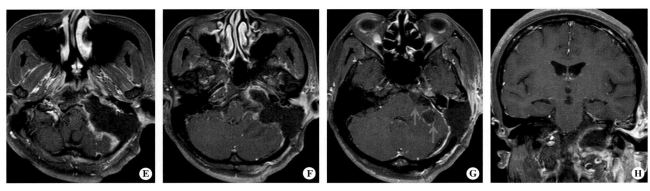

图 9-17　第 3 次手术前后 MRI 对比

A ~ D. 术前增强 MRI，肿瘤主体位于岩骨内，部分肿瘤结节突入脑桥小脑角区（图 C 红色箭头），强化明显；E ~ H. 术后 MRI，肿瘤切除满意，硬膜下的肿瘤也被切除

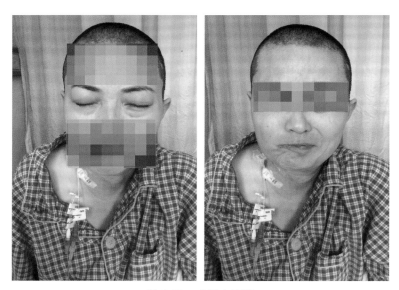

图 9-18　术后人面像

左侧面神经功能Ⅱ~Ⅲ级，同术前

　　小结：迷路下经乳突入路主要是磨除乳突骨质，乳突骨质磨除的难易程度与术前肿瘤破坏岩骨的程度有关，肿瘤破坏岩骨越多，越容易磨除，反之，岩骨破坏越少，需要磨除的岩骨也就越多（图 9-19）。其中，岩骨鼓部骨质硬韧，最难磨除。

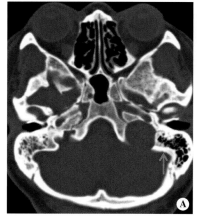
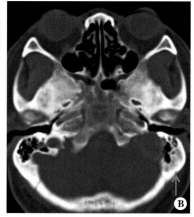

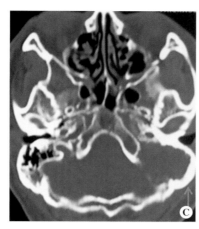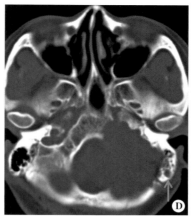

图 9-19　岩骨磨除

A. 颈静脉孔轻度扩大，颈静脉孔外侧的乳突骨质较多，磨除工作量大；B. 乳突骨质部分破坏；C、D. 乳突骨质被肿瘤破坏较多，乳突皮质骨下方即为肿瘤

四、内镜辅助迷路下经乳突入路切除颈静脉孔复发神经鞘瘤

【病例 4】（视频 9-3，视频 9-4）

视频 9-3　　　　视频 9-4

病史：

（1）患者，男性，69 岁。

（2）13 年前因左耳听力下降、面瘫发现左侧脑桥小脑角占位（图 9-20）。

（3）枕下乙状窦后入路近全切除肿瘤，术后面瘫（图 9-21）。

（4）近 2 个月患者开始出现饮水略呛咳，右耳听力下降。

术前讨论：乙状窦后入路切除颈静脉孔神经鞘瘤时，颈静脉孔内有时会残留部分肿瘤。残留肿瘤多数生长缓慢，或观察，或行伽马刀治疗，如果有症状，可以考虑再次手术。此病例再次手术的方案可以考虑乙状窦后开颅，但肿瘤现在完全位于硬膜外，从硬膜下进入硬膜外的通道会有上次手术形成的瘢痕，这个瘢痕非常硬韧且厚度较大（图 9-22～图 9-24），从硬膜下进入硬膜外较困难。

手术入路：迷路下经乳突入路肿瘤切除术。

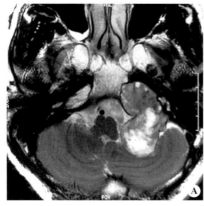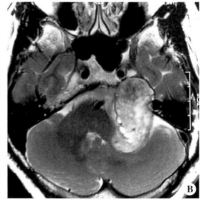

图 9-20　第 1 次术前 MRI

可见肿瘤位于左侧脑桥小脑角区及颈静脉孔

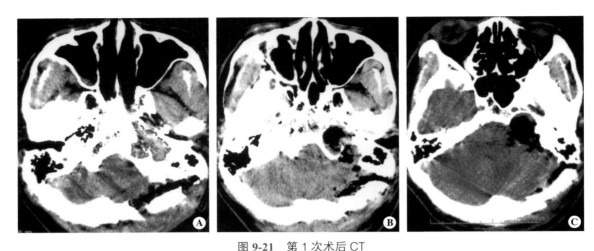

图 9-21　第 1 次术后 CT

可见脑桥小脑角处肿瘤切除满意，颈静脉孔处肿瘤靠近下方有小片肿瘤残留（图 A 红色虚线范围）

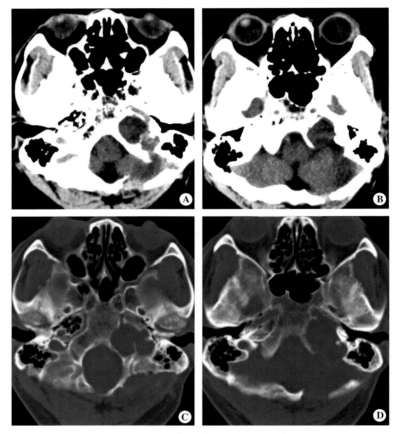

图 9-22　第 2 次术前 CT 平扫及骨窗像

术中所见：术中见颈静脉球还存在，于颈静脉球与迷路之间的间隙内切除肿瘤，首先遇到的是硬韧的瘢痕，超声吸引器辅助切除瘢痕后进入瘤腔，肿瘤质地较软，容易切除，但是进入瘤腔的孔隙非常小，显微镜不能窥视肿瘤的全部，内镜辅助切除术野盲区内的肿瘤，内镜下切除此部分肿瘤可以弥补显微镜下切除的不足，同时岩骨磨除的范围不需特别广泛。术中硬膜有个小的破口，脑脊液流出，仔细封堵。

术后情况：肿瘤切除满意（图 9-25），术后患者未出现脑脊液漏，但呛咳略加重，偶有饮水呛咳，但不需鼻饲饮食，无声音嘶哑及吞咽困难。

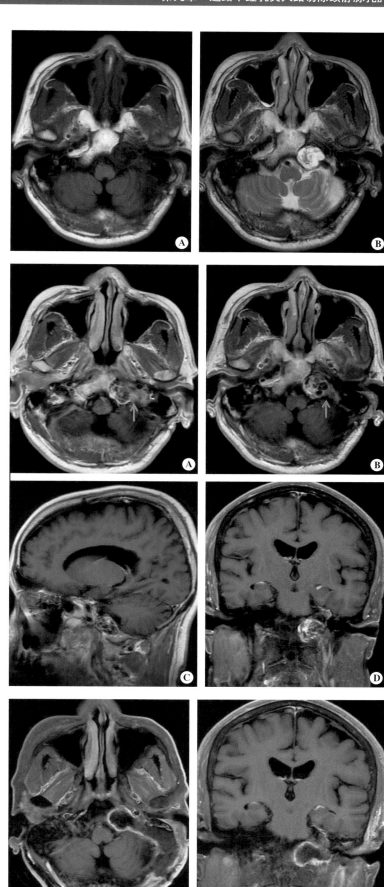

图 9-23　第 2 次术前 MRI T$_1$ 及 T$_2$ 序列
肿瘤主要位于颈静脉孔内，呈长 T$_1$、长 T$_2$ 信号

图 9-24　第 2 次术前增强 MRI
肿瘤呈不均匀强化，轴位强化可见上次手术瘢痕
（A、B 中红色箭头）

图 9-25　术后 MRI 脂肪抑制像
可见肿瘤切除满意

小结：颈静脉孔区肿瘤常用的 3 种经岩骨入路为 Fisch 颞下窝 A 型入路、岩枕入路和迷路下经乳突入路（图 9-26）。Fisch 颞下窝 A 型入路适用于生长至中耳鼓室、岩尖及侵犯颈内动脉等处的肿瘤；岩枕入路适用于向硬膜下生长较多的颈静脉孔肿瘤；迷路下经乳突入路的适用范围较广泛，尤其是肿瘤主体位于硬膜外的颈静脉孔肿瘤及岩骨内肿瘤。

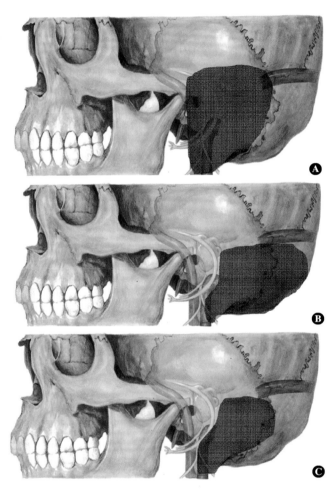

图 9-26　颈静脉孔区肿瘤 3 种常用经岩骨入路显露范围
A. Fisch 颞下窝 A 型入路；B. 岩枕入路；C. 迷路下经乳突入路（图中黑色阴影部分为颅骨需磨除的范围）

第十章 舌下神经鞘瘤的手术治疗

舌下神经鞘瘤较后组脑神经鞘瘤少见，不易与颈静脉孔神经鞘瘤区分，临床表现上，舌下神经鞘瘤有伸舌偏斜和舌肌萎缩，影像学表现为舌下神经管扩张（见图 10-2），颈静脉孔不扩大，MRV 或 DSA 显示乙状窦、颈静脉球及颈内静脉显影良好（见图 10-7），而颈静脉孔肿瘤影像学表现为颈静脉孔扩张，静脉不显影（见图 10-11）。

一、岩枕入路切除舌下神经鞘瘤

【病例 1】（视频 10-1）

病史：

（1）患者，女性，45 岁。

（2）头晕、头痛 10 年，步态不稳、

视频 10-1

呛咳 1 年。

（3）查体：神清语利，面纹对称，听力正常，右侧咽反射消失，伸舌右偏，余未见异常。

术前讨论：此病例特点，肿瘤位于颅内、舌下神经管内及颈部（图 10-1 ～图 10-7），舌下神经鞘瘤不同于颈静脉孔肿瘤，尤其是舌下神经管内的肿瘤，处理困难。一是舌下神经管狭小，即使有肿瘤生长，也不会扩张明显，增加了手术难度；二是舌下神经管比颈静脉孔位置更深，位于颈静脉孔前下方，所以要达到舌下神经管必须经过颈静脉孔，正常的颈静脉球遮挡了手术入路的显露，通常需在颈静脉球下方的空间切除肿瘤。可以先切除颅内肿瘤和颈部肿瘤后，分别从颅内和颈部两个方向切除舌下神经管内的肿瘤。

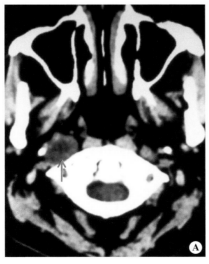
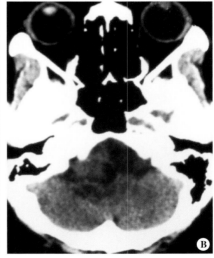

图 10-1　术前 CT 平扫可见肿瘤位于右侧颅后窝及颈部

A. 颈部肿瘤，呈低密度；B. 颅内部分肿瘤呈等低密度

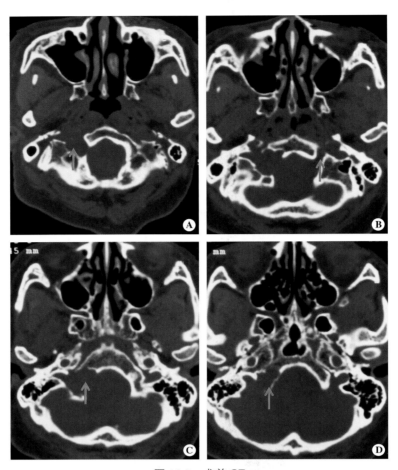

图 10-2   术前 CT

A. 术前 CT 骨窗可见右侧舌下神经管扩大（红色箭头）；B. 显示对侧正常舌下神经
管口径；C、D. 颈静脉孔扩大不明显，但是舌下神经管周围的枕骨被肿瘤破坏明显
（红色箭头）

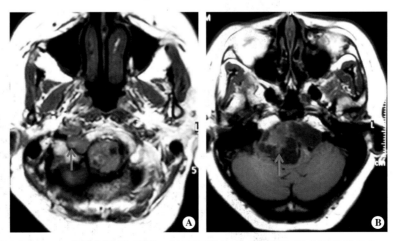

图 10-3   术前 MRI T₁ 序列，肿瘤呈等 T₁ 信号，囊实性（红色箭头）

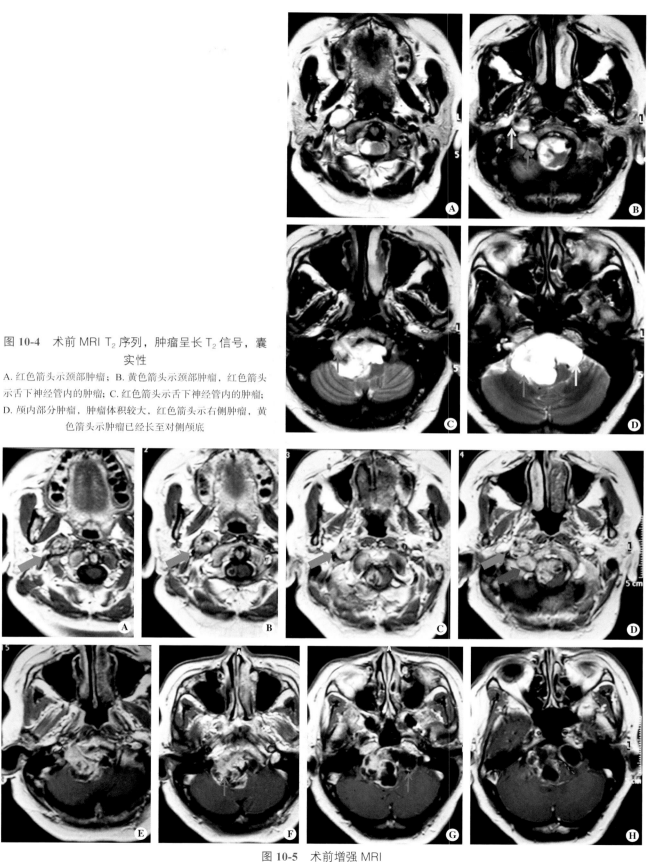

图 10-4 术前 MRI T₂ 序列，肿瘤呈长 T₂ 信号，囊
实性

A. 红色箭头示颈部肿瘤；B. 黄色箭头示颈部肿瘤，红色箭头
示舌下神经管内的肿瘤；C. 红色箭头示舌下神经管内的肿瘤；
D. 颅内部分肿瘤，肿瘤体积较大，红色箭头示右侧肿瘤，黄
色箭头示肿瘤已经长至对侧颅底

图 10-5 术前增强 MRI

肿瘤呈囊实性，不均匀强化，范围广泛，形状不规则。A～C. 延伸至颈部的肿瘤；D、E. 颈部及舌下神经管内肿瘤（蓝色箭头示颈部肿瘤，红色箭头示舌下神经管内的肿瘤）；F～H. 颅内部分肿瘤，其中图 G 红色箭头示延伸至左侧的肿瘤，图 H 红色虚线示脑干受压明显变形

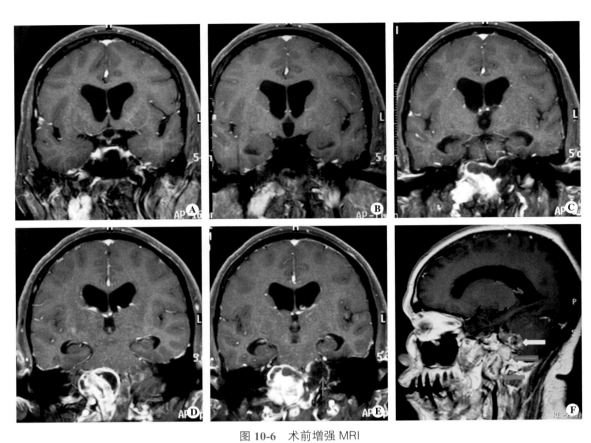

图 10-6 术前增强 MRI

图 A 红色箭头示颈部的肿瘤，图 E 红色箭头示延伸至左侧的肿瘤，图 F 黄色箭头示颅内肿瘤，蓝色箭头示舌下神经管内肿瘤，
红色箭头示颈部延伸的肿瘤

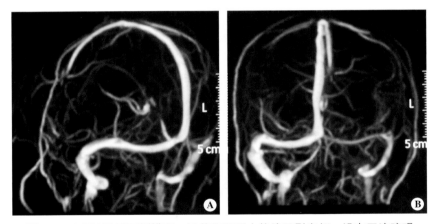

图 10-7 MRV 显示双侧横窦、乙状窦及颈内静脉显影良好，没有回流障碍

手术入路：岩枕入路肿瘤切除术。

术中所见：先磨除部分乳突（图 10-8），然后磨开舌下神经管，切除岩骨内肿瘤，肿瘤呈灰黄色，质软，囊实性，囊液淡黄清亮，血供一般，边界清楚。然后剪开硬膜，切除硬膜下肿瘤，肿瘤呈多结节状，延伸至左侧的肿瘤主要以囊变为主，释放囊液后，从右侧术野完全能够将囊壁切

除，最后将颈部肿瘤切除，镜下整个肿瘤全切除（图 10-9，图 10-10）。

术后情况：术后患者出现短暂饮水呛咳，给予鼻饲饮食，无声音嘶哑，咳嗽有力。

舌下神经肿瘤和颈静脉孔肿瘤 MRV 比较见图 10-11。

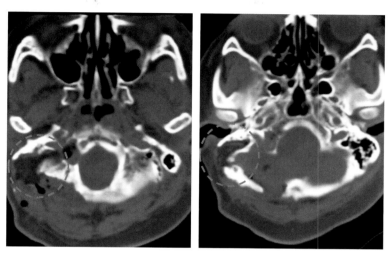

图 10-8　术后岩骨 CT 可见岩骨磨除范围（红色圆圈）

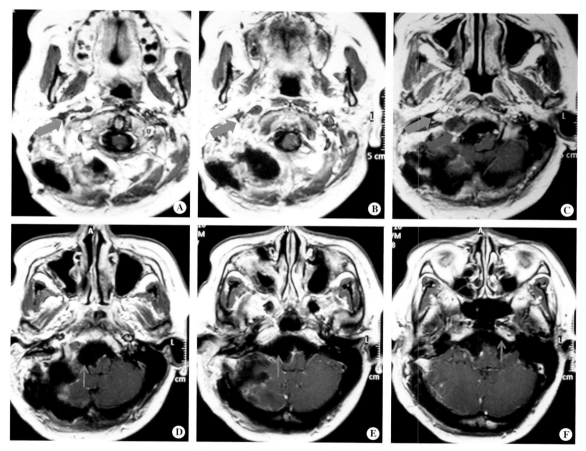

图 10-9　术后 MRI 可见肿瘤切除满意

A～C. 蓝色箭头示颈部肿瘤切除满意，其中图 C 红色箭头示舌下神经管内肿瘤切除干净；D～F. 颅内肿瘤切除满意，其中图 F 可见延伸至对侧的
肿瘤也被切除

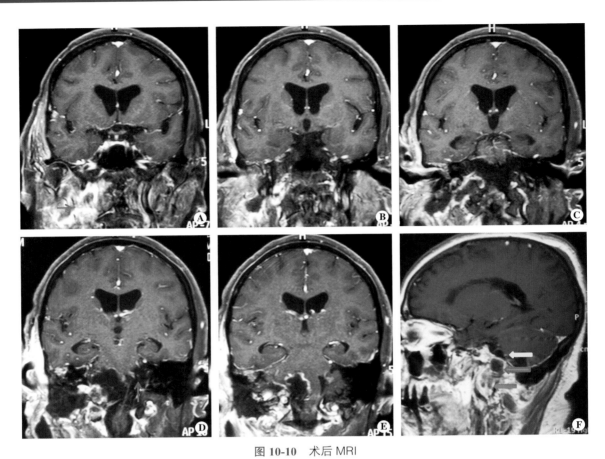

图 10-10　术后 MRI

图 A 显示颈部肿瘤切除满意；图 D 可见延伸至对侧的肿瘤也被切除；图 F 黄色箭头示颅内部分肿瘤，蓝色箭示舌下神经管内肿瘤、红色箭头示颈部肿瘤切除后的影像

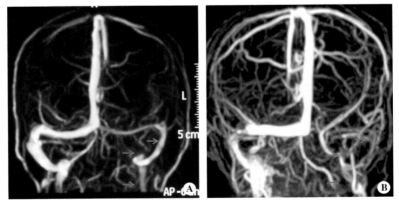

图 10-11　舌下神经肿瘤和颈静脉孔肿瘤 MRV 比较

A. 舌下神经肿瘤，显示双侧横窦、乙状窦及颈内静脉显影良好，没有回流障碍；B. 颈静脉孔肿瘤，由于颈静脉孔受肿瘤压迫，左侧横窦、乙状窦及颈内静脉不显影，提示回流障碍

二、乙状窦后入路联合颈部切口切除舌下神经鞘瘤

【病例 2】

病史：

（1）患者，女性，43 岁。

（2）舌部感觉异常伴言语不畅 10 天，突发晕厥 1 天。

（3）查体：右侧舌肌萎缩，伸舌右偏。

术前讨论：此患者为典型的舌下神经鞘瘤，临床表现为舌肌萎缩及伸舌偏斜，CT 显示舌下神经管扩张（图 10-12，图 10-13）。MRV 显示静脉回流正常（图 10-14）。肿瘤分为 3 个部分，即颅内脑桥小脑角区、颈部及舌下神经管内，呈哑铃状（图 10-15，图 10-16）。舌下神经管扩张，扩张不明显，肿瘤对周围骨质破坏也不明显，而且邻近的颈静脉孔周围骨质没有被破坏。所以，舌下神经管内肿瘤局限于一个狭小的区域内。术前

MRI 可见颈静脉球遮挡舌下神经管（图 10-17），磨除乳突或颈静脉突均受到颈内静脉的阻碍，除非牺牲颈内静脉，否则很难达到舌下神经管，可以采用远外侧经髁入路，磨除部分枕髁后到达舌下神经管。

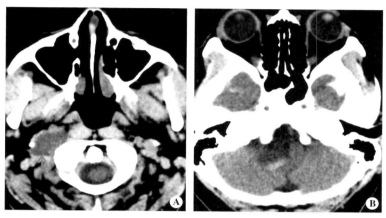

图 10-12　术前 CT 平扫
可见肿瘤以颅内外沟通方式生长。A. 可见颈部肿瘤呈低密度；B. 颅内肿瘤，呈低密度囊性改变

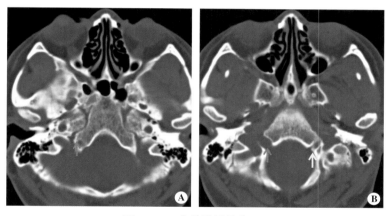

图 10-13　术前岩骨骨窗 CT
A. 可见颈静脉孔形态正常；B. 右侧舌下神经管扩张（红色箭头），对侧舌下神经管形态正常（黄色箭头）

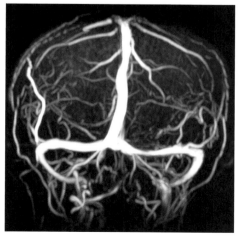

图 10-14　术前 MRV
可见双侧乙状窦、颈静脉球及颈内静脉显影正常，因为舌下神经管内肿瘤不影响颈静脉孔内结构

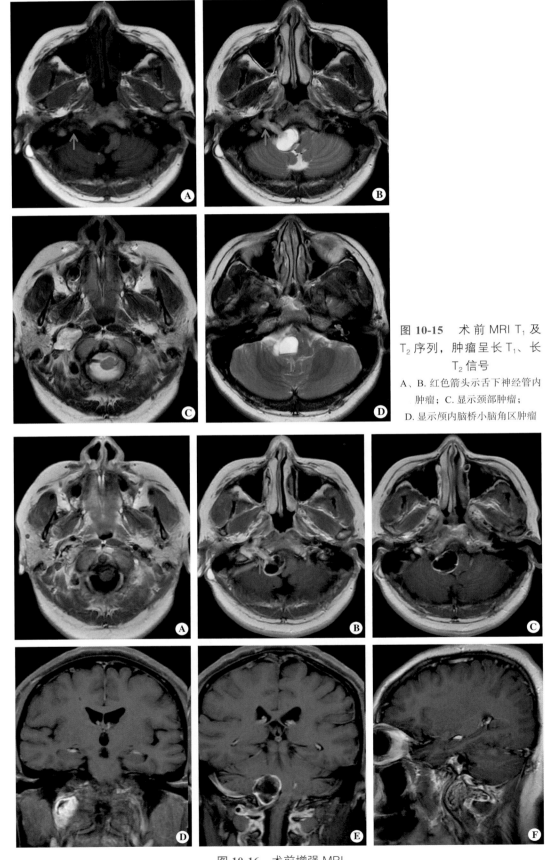

图 10-15 术前 MRI T_1 及 T_2 序列，肿瘤呈长 T_1、长 T_2 信号

A、B. 红色箭头示舌下神经管内肿瘤；C. 显示颈部肿瘤；

D. 显示颅内脑桥小脑角区肿瘤

图 10-16 术前增强 MRI

可见肿瘤呈囊实性，囊性部分较多，颈部、舌下神经管内及颅内均可见肿瘤手术入路：枕下乙状窦后入路附加颈部切口。

术中所见：术中先行枕下乙状窦后开颅后备用，解剖颈部显露出颈部肿瘤，先切除颈部肿瘤，然后切除颅内脑桥小脑角区肿瘤，然后从颈部及颅内两个方向切除舌下神经管内肿瘤，辅助内镜观察，最后将舌下神经管内肿瘤从两个方向切除。此术式没有磨除枕髁，保持了关节的稳定性，也缩短了手术时间。

术后情况：肿瘤全切除（图 10-18）。术后患者无后组脑神经损伤症状，无脑脊液漏。

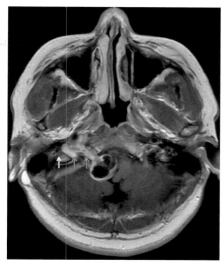

图 10-17 术前轴位增强 MRI
可见舌下神经管内肿瘤及其周围结构，红色箭头示舌下神经管内肿瘤，蓝色箭头示颈静脉球，黄色箭头示岩骨

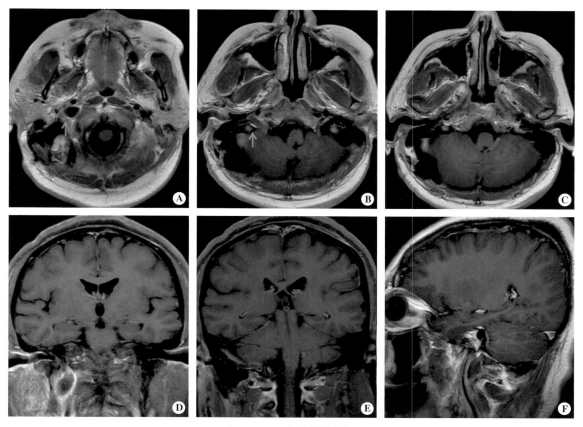

图 10-18 术后增强 MRI
A ～ F. 可见肿瘤切除满意。颈部（A）、舌下神经管内（B）肿瘤均切除干净

脑桥小脑角区除常见的鞘瘤、脑膜瘤、胆脂瘤外，还有一些其他少见的肿瘤，如一些恶性肿瘤，恶性肿瘤通常侵袭破坏脑神经，手术策略与良性肿瘤有所不同。

病史：

（1）2012 年 3 月患者第 1 次入院情况。

1）患者，女性，65 岁。

2）左耳听力下降 10 年，头痛伴言语不利 1.5 年，加重 2 个月。

3）查体：左耳听力下降，伸舌左偏，左侧舌肌萎缩，味觉减退，左侧指鼻试验、跟 - 膝 - 胫试验欠准稳，余未见异常。

4）术前 CT 及 MRI 可见左侧颈静脉孔区占位，考虑神经鞘瘤（图 11-1）。

5）行左侧枕下乙状窦后入路肿瘤切除术，肿瘤全切除，术后病理为神经鞘瘤。术后患者恢复良好，术后 3 年每年随访，生活正常。

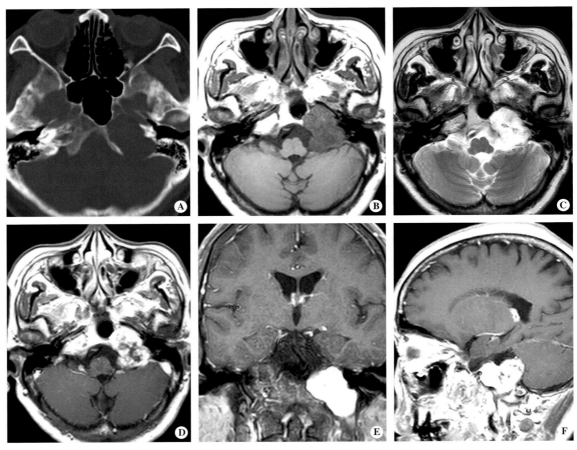

图 11-1　第 1 次术前影像表现

A. 岩骨薄层 CT 骨窗像扫描，可见左侧颈静脉孔扩大，部分骨质被肿瘤破坏；B. MRI T_1 序列，肿瘤呈长 T_1 信号；C. MRI T_2 序列，肿瘤呈长 T_2 信号；D ～ F. 增强 MRI，可见肿瘤呈不均匀强化

（2）第一次出院后随访

1）2015 年 1 月患者出现间断上腹部疼痛，在当地医院腹腔镜下行"腹膜后肿大淋巴结切除活检术"，病理为淋巴反应性增生，未做特殊处理。

2）2015 年 5 月患者出现步态不稳，右耳听力下降。复查头颅 MRI 发现右侧脑桥小脑角有一病变（图 11-2），由于此时病变体积较小，未采取特殊治疗，建议患者随诊观察。

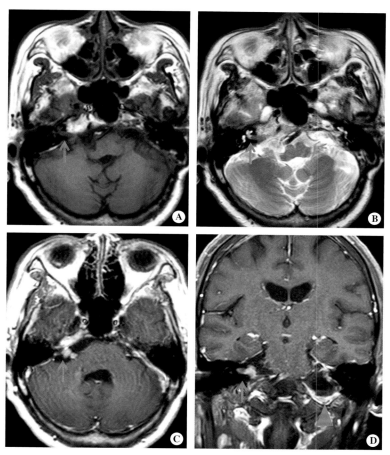

图 11-2　2015 年 5 月头颅 MRI

A. 右侧脑桥小脑角及内听道内有一处占位性病变，肿瘤呈长 T_1 信号；B. MRI T_2 加权像，内听道内肿瘤呈短 T_2 信号；C、D. 增强 MRI，可见肿瘤均匀强化（红色箭头所示，红色三角示左侧颈静脉孔鞘瘤术后改变）

（3）2016 年 1 月患者再次入院情况

1）2 个月前患者开始出现右侧面瘫，2 周前开始出现进食差、呛咳、间断呕吐。

2）查体：右侧听力丧失，右侧面瘫，面神经功能Ⅲ级（HB 分级），声音嘶哑，吞咽困难，步态不稳。

3）MRI 可见右侧脑桥小脑角病变较 8 个月前明显增大（图 11-3）。

术前讨论：患者近 4 年前做过左侧颈静脉孔神经鞘瘤的手术，4 年后右侧脑桥小脑角又出现了一个占位病变，因此很容易想到此例患者可能是 2 型神经纤维瘤病（NF2），NF2 的特点就是颅内及椎管内多发神经鞘瘤或脑膜瘤，这次发生的肿瘤可能是神经鞘瘤。但是患者病情进展较快，MRI 显示肿瘤的形态不规则，瘤周脑组织水肿明显，最主要的是患者出现了面瘫，听神经瘤患者术前很少出现面瘫。术前诊断考虑恶性肿瘤可能性大，选择手术治疗以明确病变性质，解除肿瘤对脑组织压迫。

诊断：右侧脑桥小脑角占位，恶性肿瘤可能性大。

手术入路：右侧乙状窦后入路肿瘤切除术（视频 11-1）。

视频 11-1

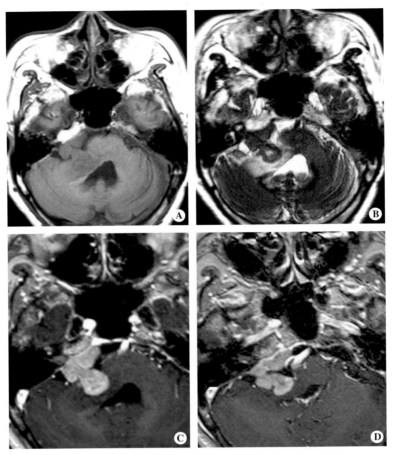

图 11-3　2016 年 1 月头颅 MRI

A. 可见右侧病变增大；B. MRI T$_2$ 加权像，肿瘤呈短 T$_2$ 信号，肿瘤周围脑干及小脑组织水肿明显；C、D. 增强 MRI，可见肿瘤均匀强化，呈结节状

术中所见：肿瘤呈灰白色，质韧，血供一般，术中冰冻病理结果为"恶性肿瘤"，面听神经无法分辨，与肿瘤包裹在一起，但是电生理监测提示面神经解剖结构完整，因此近全切除肿瘤（图 11-4）。

术后情况：术后病理诊断为淋巴瘤（图 11-5），术后面神经功能Ⅳ级（图 11-6），呛咳加重，鼻饲饮食，步态不稳症状同术前。术后 3 个月患者病情进展，死于肺炎。

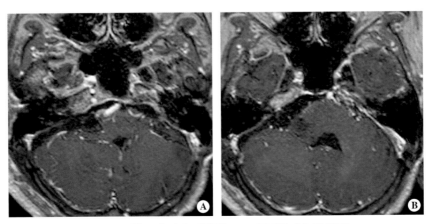

图 11-4　第 2 次手术后增强 MRI 显示肿瘤切除满意

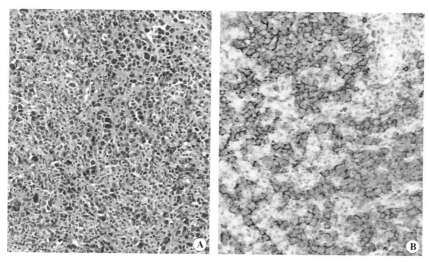

图 11-5　第 2 次手术病理

A. HE 染色（×200）；B. CD20 免疫组化染色（×200），提示弥漫大 B 细胞淋巴瘤

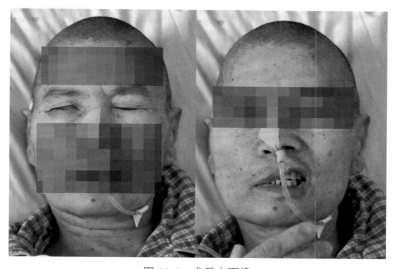

图 11-6　术后人面像

面神经功能Ⅳ级（HB 分级），同术前、呛咳加重、鼻饲饮食

　　本次手术病理诊断为淋巴瘤，将患者外院手术切下的腹腔淋巴结送病理科会诊，符合淋巴瘤诊断，颅内脑桥小脑角淋巴瘤为转移所致，非原发颅内淋巴瘤。脑桥小脑角恶性肿瘤患者的病情进展迅速，而且听力下降明显，关键是出现严重的面瘫，脑桥小脑角良性肿瘤患者术前很少出现严重的面瘫。

　　临床中常遇见脑桥小脑角恶性肿瘤，或者其他部位的肿瘤播散转移至脑桥小脑角，患者症状较重，且进展迅速，常出现听力下降、面瘫等症状，应引起临床医师注意。以下就是其中 1 例。患儿（图 11-7），女性，3 岁，右耳听力下降、面瘫，检查头颅 MRI 见双侧脑桥小脑角占位，诊断为"2 型神经纤维瘤病"，未处理，1.5 个月后右侧肿瘤迅速进展，选择手术治疗，病理为畸胎样 / 横纹肌样瘤（AT/RT）。此患者病情更具有迷惑性，初诊时就发现双侧脑桥小脑角占位，但患者有面瘫症状，1.5 个月后右侧占位明显增大，同时椎管内也发现肿瘤，考虑左侧脑桥小脑角区病变及椎管内病变为右侧肿瘤播散转移所致。

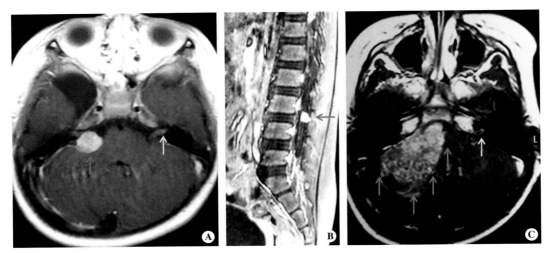

图 11-7　3 岁患儿 MRI 表现

A. 患者初诊时 MRI，双侧脑桥小脑角占位，强化明显，右侧肿瘤较大（红色箭头），左侧肿瘤较小（黄色箭头）；B. 椎管 MRI，可见 $L_3 \sim L_4$ 水平椎管内占位；C. 1.5 个月后复查的头颅 MRI，右侧肿瘤明显增大，左侧肿瘤变化不大（黄色箭头）

　　图 11-8、图 11-9 是笔者遇见的一些颅内肿瘤发生脑桥小脑角播散转移的影像，提醒临床医师在诊断和鉴别诊断时应加以注意。大多数患者有原发癌病史，因此出现脑桥小脑角区病变时很容易想到转移所致，但是对一些没有原发癌病史的病例，更应该注意询问患者的临床表现及仔细阅读影像学资料。

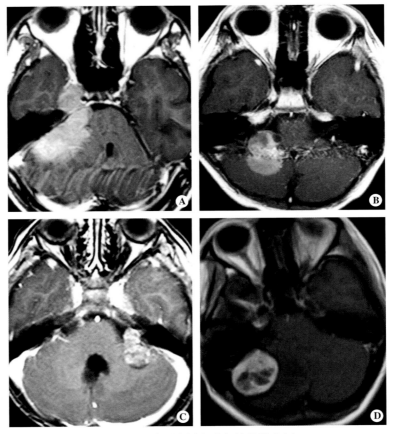

图 11-8　单侧脑桥小脑角转移的病例

A、B. 生殖细胞瘤脑桥小脑角转移；C. 髓母细胞瘤发生的脑桥小脑角转移；D. 胶质瘤发生的脑桥小脑角区转移

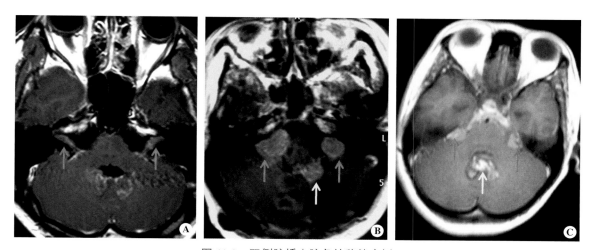

图 11-9　双侧脑桥小脑角转移的病例

A. 胶质瘤发生的双侧面听神经周围蛛网膜下腔内的播散转移；B. 脉络丛乳头状瘤发生的双侧脑桥小脑角转移（红色箭头），原发病变可见（黄色箭头）；C. 胶质瘤发生的双侧脑桥小脑角转移（红色箭头）及第四脑室转移（黄色箭头）

第十二章　面神经瘤的手术治疗

面神经瘤发生率低，临床表现多样，主要症状是周围性面瘫，有时面瘫呈反复性发作，易与面神经炎混淆。面神经瘤可以发生于面神经走行的任何位置，其中累及面神经岩骨段的面神经瘤发生面瘫的概率高，而脑桥小脑角段面神经瘤常表现为听力下降，有时很难与听神经瘤相鉴别。

一、颞枕开颅经颅中窝底入路切除面神经鞘瘤

【病例 1】（视频 12-1）

病史：

（1）患者，男性，48 岁。

（2）右眼流泪 2 年，右侧耳鸣、听力下降伴面瘫 7 个月，加重 3 个月。

（3）查体：右侧角膜反射减退，右侧面神经功能Ⅲ级（HB 分级）（图 12-1），右耳听力丧失。

（4）CT 显示肿瘤位于右侧颅中窝底，岩骨前方，骨质有破坏（图 12-2），MRI 可见肿瘤位于硬膜外（图 12-3）。

术前讨论：患者以面瘫起病，肿瘤位于颅中窝岩骨的前方，应该想到面神经瘤的可能。此病例

视频 12-1

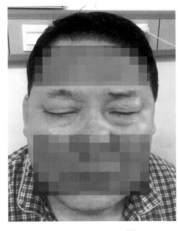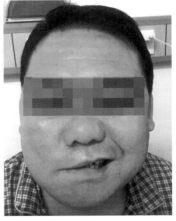

图 12-1　术前人面像

可见右侧面神经功能Ⅲ级，眼睑闭合困难，右侧鼻唇沟变浅，示齿左偏

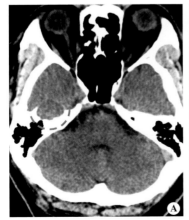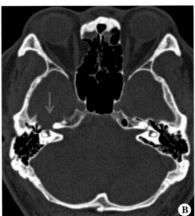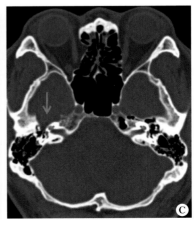

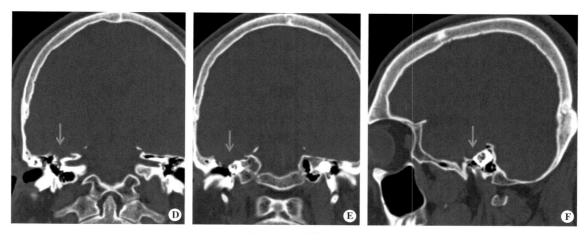

图 12-2　术前 CT

A. CT 平扫，于右侧岩骨前方可见一圆形病变，呈等密度；B、C. 岩骨薄层 CT 骨窗像，可见岩骨前方的骨质被破坏；B. 可见破坏的骨质与内听道底相通；D、E. 冠状位骨窗像；F. 矢状位骨窗像，可见岩骨的破坏程度

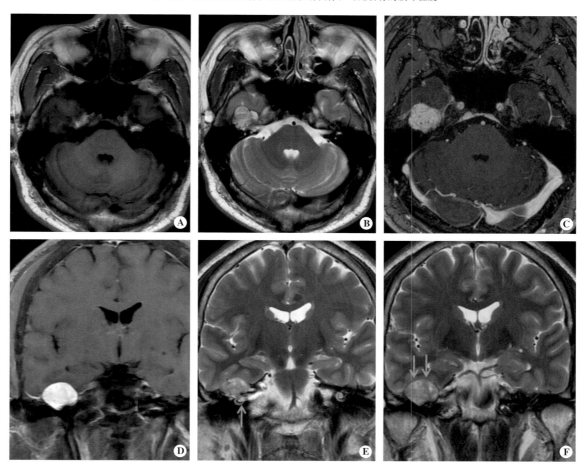

图 12-3　术前 MRI

A. 轴位 T_1 平扫，可见肿瘤呈长 T_1 信号；B. 轴位 T_2 平扫，肿瘤呈长 T_2 信号，肿瘤位于颅中窝底内听道的前方；C. 轴位 T_1 增强像，肿瘤均匀一致强化；D. 冠状位增强像，强化明显，肿瘤向下侵犯颅中窝底处的岩骨；E. 冠状位 T_2 平扫，红色箭头示内听道底；F. 冠状位 T_2 平扫，可见肿瘤位于硬膜外，红色箭头示颅中窝底硬膜

肿瘤发生于面神经的鼓室段、迷路段及面神经膝这个区域。治疗要考虑肿瘤切除与面神经修复等。

患者术前面神经功能Ⅲ级，先手术切除肿瘤，术后观察面神经功能变化情况，如果面瘫加重，则二期再做面神经修复手术。

手术入路：右侧颞枕开颅经颅中窝底入路肿

瘤切除术。

术中所见：术前 MRI 可见肿瘤位于硬膜外，颞枕开颅后，骨瓣开到颅中窝底，然后再进一步磨除一部分颅中窝底骨质，充分显露肿瘤。肿瘤完全位于硬膜外，呈灰黄色，质地较软，血供一般，

边界清楚，与部分硬膜粘连紧密。

术后情况：最后完全在硬膜外切除肿瘤（图 12-4），术后患者面神经功能同术前（图 12-5）。此病例术中见肿瘤位于面神经分出岩浅大神经处（图 12-6），切除肿瘤后也未见面神经结构。

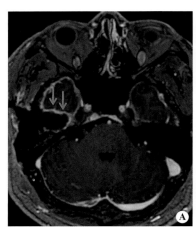
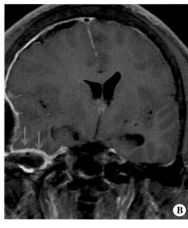

图 12-4 术后增强 MRI
可见肿瘤切除满意，术中保留了硬膜的完整性，红色箭头示颅中窝底硬膜

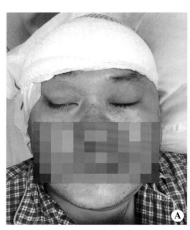
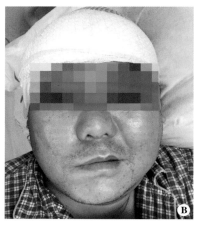

图 12-5 术后人面像
可见右侧面神经功能Ⅲ级，同术前

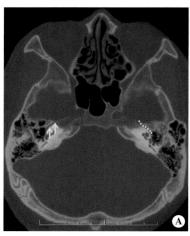
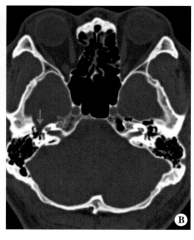

图 12-6 本病例患者与正常人 CT 对比
A. 另一个正常人的岩骨 CT 平扫，可见岩浅大神经沟，黄色箭头为右侧，黄色虚线为左侧；B. 本例患者，肿瘤位于面神经膝部分出岩浅大神经处

二、迷路入路切除面神经瘤 + 面 - 舌下神经吻合术

【病例 2】（视频 12-2 ～视频 12-4）

视频 12-2　　　　视频 12-3　　　　视频 12-4

病史：

（1）患者，女性，28 岁。

（2）患者 10 年内间断出现左侧面瘫 4 次，左耳突聋 1 周。

（3）查体：左侧面神经功能Ⅱ～Ⅲ级（图 12-7），舌左侧味觉减退，左侧听力下降（图 12-8）。

术前讨论：对于这个病例，首先要考虑诊断是什么？主诉听力下降，CT 可见内听道扩大，MRI 显示囊实性肿瘤，很容易误诊为听神经瘤。

（1）症状体征：病史中有反复面瘫，查体也有左侧味觉改变。以上症状和体征在听神经瘤中不常见。面瘫和味觉改变为面神经受影响所致，听神经瘤术前很少发生面瘫，偶尔体积较大的听神经瘤患者术前可能出现面瘫。

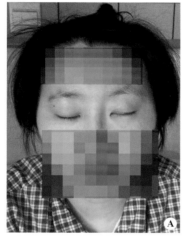 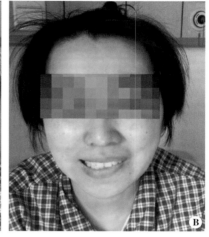

图 12-7　术前人面像

左侧面神经功能Ⅱ～Ⅲ级，眼睑闭合困难，左侧鼻唇沟变浅，示齿右偏

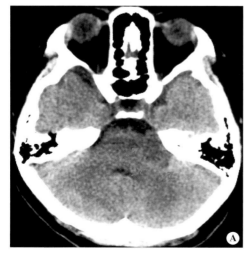 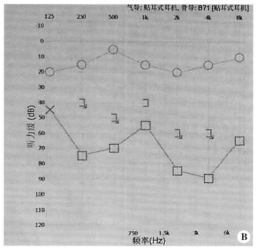

图 12-8　术前 CT 平扫

A. 肿瘤位于左侧脑桥小脑角区，呈等密度（红色箭头）；B. 术前电反应测听：可见左耳听力 71dB，右耳听力正常

（2）影像学：患者有反复面瘫发作病史，影像学上病变位于脑桥小脑角，肿瘤呈长 T_1、长 T_2 信号，增强后呈不均匀强化，是典型的神经鞘瘤表现，但是本病例患者岩骨 CT 除了内听道扩大以外，内听道底及岩骨前方骨质（即颅中窝底的后部）也被肿瘤破坏，听神经瘤很少穿透内听道底（图 12-9）。MRI 可以见到除脑桥小脑角区和内听道外，岩骨前方也有肿瘤（图 12-10 ～图 12-12）。

听神经瘤典型临床表现为耳鸣和听力下降，术前很少出现面瘫，从病史上看不典型，MRI 可见肿瘤长满内听道，并穿过内听道底，进入鼓室，听神经瘤很少有这种生长方式。肿瘤完全沿着面神经的走行方向生长，即肿瘤影响了面神经的脑池段、内听道段、鼓室段及迷路段（图 12-11），所以诊断考虑"面神经鞘瘤"。面神经瘤的治疗原则是如果没有明显面瘫或颅内占位效应，可以随诊观察。但本例患者有面瘫，面神经功能 Ⅱ ～ Ⅲ 级，且反复发作，所以选择手术。

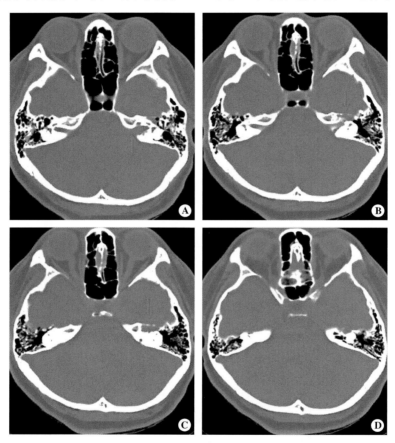

图 12-9　术前骨窗 CT

A. 左侧内听道扩大；B. 内听道底骨质也有破坏；C、D. 岩骨前方骨质（即颅中窝底后界）也被肿瘤破坏

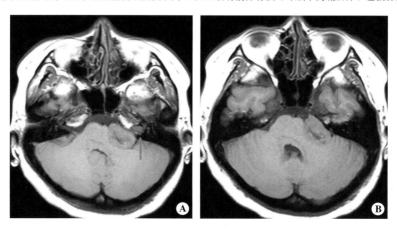

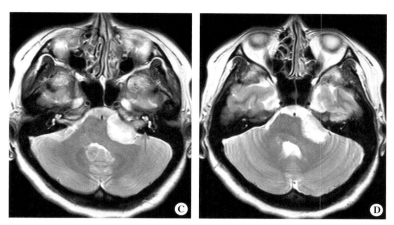

图 12-10　术前 MRI

可见肿瘤呈长 T_1、长 T_2 信号，肿瘤位于脑桥小脑角、内听道及岩骨内

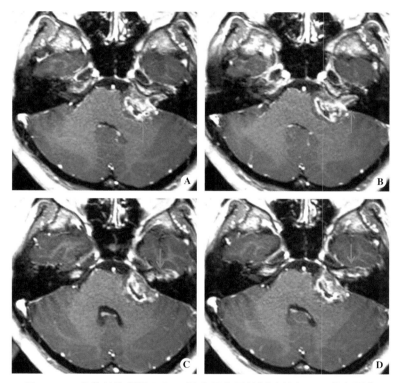

图 12-11　术前轴位增强 MRI，肿瘤呈典型的鞘瘤特征，不均匀强化

A. 脑桥小脑角处肿瘤（红色箭头）；B. 内听道内肿瘤（红色箭头）；C、D. 显示岩骨前方的肿瘤（红色箭头）

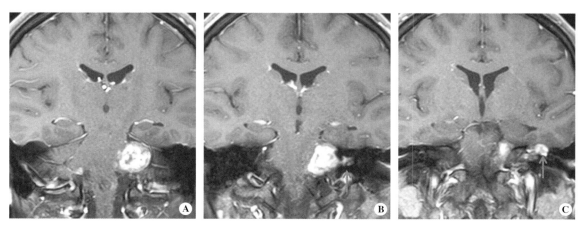

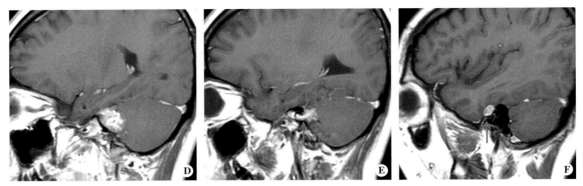

图 12-12 术前冠状位和矢状位增强 MRI，从不同的角度显示肿瘤

手术需考虑以下问题：

（1）所选择的手术入路要能充分显露肿瘤，全切除肿瘤。

（2）面神经鞘瘤起源于面神经，手术后面神经如何重建呢？

本例面神经可能的状态及面神经重建的方法有以下几种可能：

（1）肿瘤切除后面神经可能完整，不需要修复。

（2）肿瘤切除后面神脑池段完整，残存面神经垂直段长度可以与脑池段行端端吻合。

（3）肿瘤切除后面神脑池段完整，残存面神经垂直段长度不够与脑池段行端端吻合，可行自体神经桥接吻合。

（4）肿瘤切除后面神脑池段不完整，行面 - 舌下神经吻合术。

手术入路：经迷路入路面神经瘤切除术 + 面 - 舌下神经吻合术。

如果手术考虑乙状窦后入路，可以切除脑桥小脑角及内听道内的肿瘤，但无法切除迷路段及鼓室段的肿瘤。肿瘤残留，有复发的可能。故而选择经迷路入路切除肿瘤，经迷路入路可以显露面神经的迷路段、鼓室段、内听道段和脑池段，肿瘤侵犯的面神经均可切除，也可以显露脑桥小脑角区，切除颅内部分肿瘤，便于游离垂直段面神经，以备面神经修复之用。

手术过程及术中所见：患者取仰卧位，头向右偏，行左侧耳后弧形切口，弧形切口下方沿着胸锁乳突肌前缘附加一个直切口，以备面 - 舌下神经吻合之用（图 12-13）。经迷路入路需取自体腹部脂肪填塞术腔，通常腹部切口采用下腹部直切口取脂肪，由于患者为年轻女性，避免腹部切口瘢痕影响外观，取脐周弧形切口，取出脂肪后皮

内缝合，术后不影响美观（图 12-14）。术中磨除乳突骨质后即可显露迷路段及鼓室段面神经肿瘤。

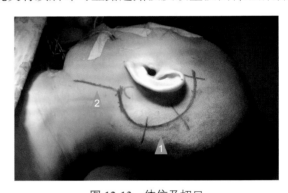

图 12-13 体位及切口

患者取仰卧位，头向右偏，行耳后弧形切口（1），切口下方沿着胸锁乳突肌前缘延伸（2），以备面 - 舌下神经吻合之用

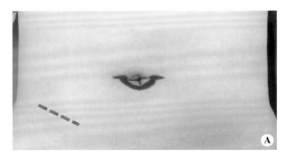

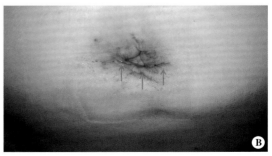

图 12-14 经迷路入路需取自体腹部脂肪填塞术腔，通常的切口是下腹部横切口，如红色虚线所示，此切口术后腹部留有瘢痕，尤其对于年轻女性，影响外观。此病例采用脐周环形切口，这个切口取腹部脂肪后皮内缝合不影响外观（红色箭头）

磨除内听道周围骨质及部分颅后窝骨质，剪开硬膜，全程显露肿瘤。肿瘤呈灰黄色，质软，血供中等，全切除肿瘤，术中未见面神经脑干段及脑池段结构，无法行面神经端端吻合。切开附口，解剖颈部，进行面 - 舌下神经吻合术（图 12-15）。

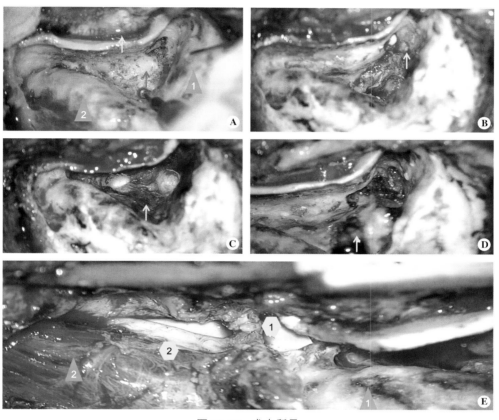

图 12-15　术中所见

A. 乳突轮廓化，可见半规管（红色箭头）。1. 颅中窝底硬膜位置；2. 乙状窦位置；黄色箭头示外耳道后壁。B. 可见岩骨前方的肿瘤，即面神经迷路段及鼓室段肿瘤（黄色箭头）；C. 脑桥小脑角及内听道内肿瘤；D. 肿瘤切除后所见；E. 面 - 舌下神经吻合后所见。黄色 1 示面神经；黄色 2 示舌下神经；蓝色三角 1 示乙状窦位置；蓝色三角 2 示二腹肌后腹

术后情况：术后 CT 可见迷路、前庭及内听道周围骨质均被磨除（图 12-16）。术后 MRI 可见肿瘤全切除（图 12-17，图 12-18），术后面神经功能Ⅲ级（图 12-19），无其他新增神经功能缺损症状，术后 3 个月复查面神经功能同术后（图 12-20），术后 10 个月面神经功能恢复至Ⅱ级，基本同术前（图 12-21）。

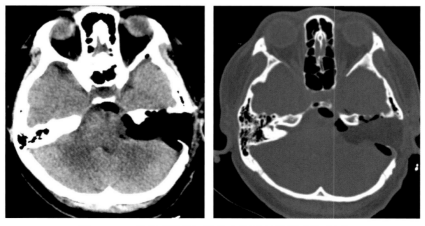

图 12-16　术后 CT 平扫及骨窗像可见岩骨磨除范围

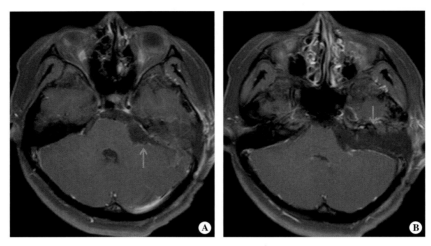

图 12-17　术后轴位 T_1 增强脂肪抑制像

A.红色箭头示脑桥小脑角处肿瘤切除干净；B.红色箭头示岩骨前方面神经迷路段和鼓室段肿瘤切除干净

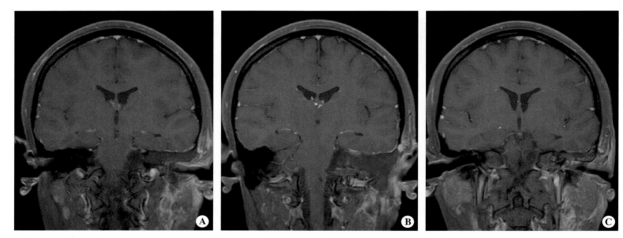

图 12-18　术后冠状位 T_1 增强脂肪抑制像

显示肿瘤切除干净

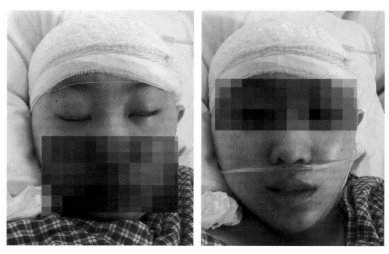

图 12-19　术后第 2 天人面像

可见左侧面神经功能 Ⅲ 级

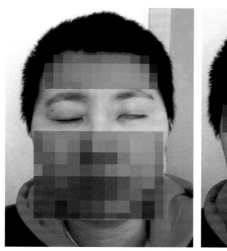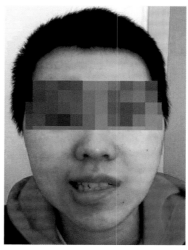

图 12-20 术后 3 个月人面像

可见左侧面神经功能Ⅲ级，眼睑闭合困难，左侧鼻唇沟变浅，示齿右偏

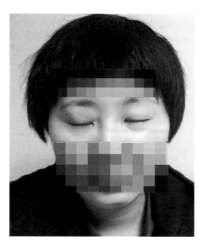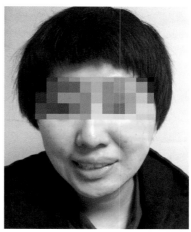

图 12-21 术后 10 个月人面像

左侧面神经功能恢复至Ⅱ级，眼睑可闭合

第十三章　侧颅底肿瘤术后脑脊液漏修补术

脑脊液漏是侧颅底手术较常见的并发症，脑脊液漏可分为鼻漏、耳漏和切口皮下漏。鼻漏是由于硬膜破损，脑脊液进入乳突，通过鼓室窦进入中耳鼓室，然后脑脊液流入咽鼓管内，到达鼻咽部，出现脑脊液鼻漏。如选择乙状窦后入路和远外侧入路，骨蜡要封好开放的乳突气房；如选择岩枕入路和迷路下经乳突入路，要封好鼓室窦；如选择 Fisch 颞下窝入路，要封好咽鼓管。耳漏是采用需要封闭外耳道的入路但没有严密封闭外耳道所致。切口皮下漏是由于颅内外沟通肿瘤手术后，硬膜广泛缺损，脑脊液与皮下相通，尤其是颈部无法加压包扎。因此颈部更容易发生切口皮下漏。颈部皮肤菲薄，颈部切口下缘愈合不良时，可发生切口漏液。多数脑脊液耳漏及切口漏通过腰池引流即可痊愈，少数脑脊液漏需手术修补漏口，鼻漏很难自愈，通常需要积极手术。

【病例】（视频 13-1）

病史：

（1）患者，女性，52 岁。

视频 13-1

（2）因复发神经鞘瘤在外院行手术治疗后1月余，术后出现脑脊液漏至今。

（3）查体：右侧面神经功能Ⅳ级，右耳脑脊液间断流出。

既往病史：患者 7 年前行"听神经瘤切除术"，7 年后复查显示肿瘤复发，且向颅中窝生长（图 13-1），在外院行颞枕开颅肿瘤切除术，肿瘤切除满意（图 13-2）。术后第 3 天，患者出现脑脊液耳漏、高热，腰椎穿刺脑脊液检查提示颅内感染，进行持续腰大池引流并给予抗生素治疗颅内感染，经对症治疗后，患者病情稳定，发热得到了控制，脑脊液检验提示感染好转，拔除腰大池引流管，继续应用抗生素治疗感染，间断行腰椎穿刺。3 天前突然再次出现脑脊液耳漏，体温升高，再次行腰大池置管引流，耳漏液体量仍较多，保守治疗不见好转。

术前讨论：从术前肿瘤复发的影像可以看到肿瘤骑跨颅中窝、颅后窝，岩骨破坏明显，手术切除肿瘤后岩骨气房开放，外耳道也开放，脑脊液通过岩骨气房经鼓室至外耳道流出。虽然术后行腰大池引流近 1 个月好转，但是再次出现脑脊液耳漏后腰大池引流无效果。

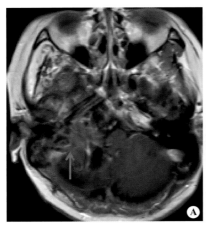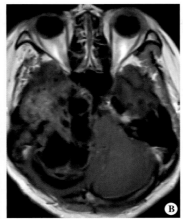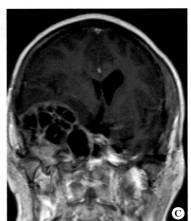

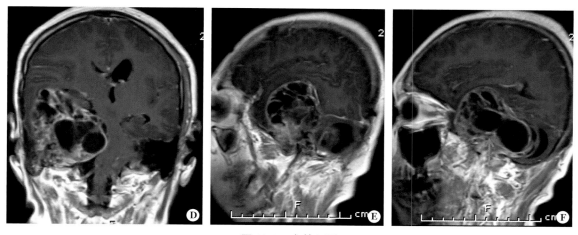

图 13-1 术前 MRI

可见肿瘤位于颅中窝、颅后窝，呈囊实性，不均匀强化。图 A 红色箭头示侵入岩骨内的肿瘤，图 C 红色箭头示侵犯颅中窝底的肿瘤

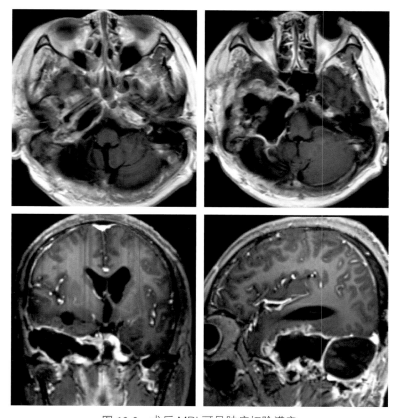

图 13-2 术后 MRI 可见肿瘤切除满意

患者来笔者所在医院就诊时复查 CT 发现漏口周围颅内积气（图 13-3），外耳道漏液量非常大，平卧后耳廓内很快就会集满脑脊液（图 13-4）。

此例脑脊液漏的治疗方法有以下几种：

（1）继续腰大池引流，寄希望于漏口自行愈合，但患者已经有颅内感染及颅内积气，继续引流，颅内积气会继续增加。

（2）开颅修补漏口，但肿瘤范围广，岩骨破坏明显，可能多处发生渗漏，寻找漏口困难，且颅中窝缺损的硬膜很难严密修补。

（3）封堵咽鼓管，封闭外耳道，此方法是"治标不治本"的方法，但此方法简便易行，笔者采用了此方法。

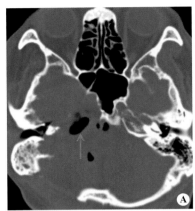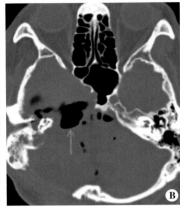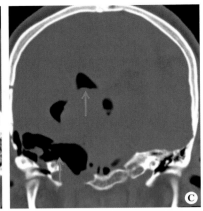

图 13-3　脑脊液漏修补术前岩骨 CT 可见颅内积气，由脑脊液漏引起

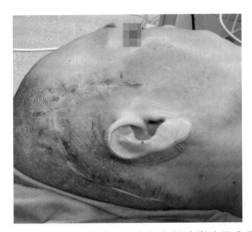

图 13-4　术前可见患者外耳道内漏出的脑脊液量非常大，平卧后脑脊液积聚在耳廓内，呈淡黄色，提示颅内感染

　　手术方式及切口：外耳道封闭术。患者取耳后弧形切口，绕开原手术切口（图 13-5），向前分离皮肌瓣，切断外耳道皮肤。

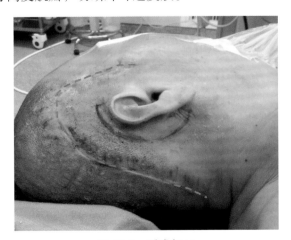

图 13-5　手术切口

红色虚线为前两次手术切口，耳后紫色弧线为本次手术切口

　　术中所见：鼓膜已穿孔，清理残存于骨性外耳道壁上的皮肤及残存鼓膜（图 13-6）。用磨钻扩大外耳道骨壁，探查咽鼓管，用自体颞肌填塞咽鼓管及整个外耳道，缝合外耳道（图 13-7）。

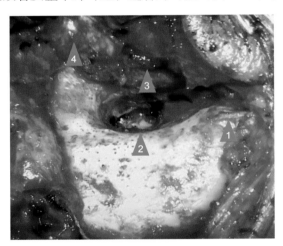

图 13-6　术中所见

1. 乳突尖；2. 外耳道；3. 切开外耳道皮肤；4. 颞肌

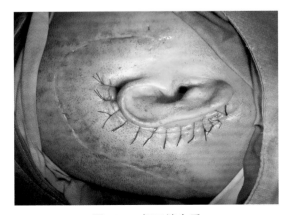

图 13-7　切口缝合后

术后情况：术后腰大池外引流1周，无发热，脑脊液耳漏消失，术后CT显示颅内积气消失（图13-8）。

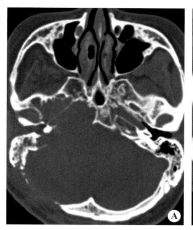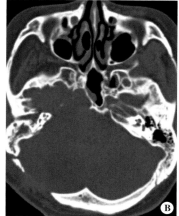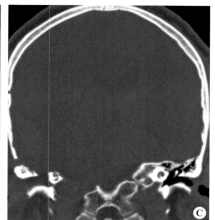

图 13-8　脑脊液漏修补术后岩骨 CT
可见颅内积气消失

小结：患者出现鼓膜穿孔、脑脊液耳漏，腰大池引流也难以让漏口愈合，这个问题从神经外科角度考虑，非常棘手，岩骨破坏明显，漏口很难寻找，颅底硬膜更是难以水密修补。从耳科角度考虑，非常简单，只需将咽鼓管和外耳道封闭，脑脊液就不会从外耳道流出了，而且外耳道封闭手术操作也非常简单。

参考文献

卜博，余新光，张远征，等，2016. 枕下极外侧髁上入路处理颈静脉孔区肿瘤 [J]. 临床神经外科杂志，13（1）：1-4.

陈立华，张洪钿，2015. 脑桥小脑角区病变手术学 [M]. 北京：人民军医出版社.

陈穗俊，张志钢，郑亿庆，等，2015. 颈静脉孔区肿瘤显微外科手术治疗 54 例疗效分析 [J]. 中华显微外科杂志，38（4）：334-337.

崔勇，吴佩娜，蒙翠原，等，2014. 侧颅底肿瘤术中颈静脉球的静脉窦回流临床研究 [J]. 中华耳科学杂志，12（3）：442-444.

戴林桐，刘军，刘良发，等，2009. 颈静脉孔脑膜瘤 [J]. 中华耳科学杂志，7（3）：261-262.

杜春发，刘晓民，徐德生，等，2015. 31 例颈静脉球瘤的治疗和随访 [J]. 中华神经外科杂志，31（3）：239-241.

范国平，俞炬明，钟伟兴，等，2007. 介入放射学在颈静脉球瘤术前应用的价值 [J]. 放射学实践学，22（11）：1211-1213.

龚树生，2011. 侧颅底显微外科手术图谱 [M]. 2 版. 北京：人民卫生出版社.

郭晓娟，2009. 颈静脉孔区肿瘤的分型和手术治疗 [J]. 中国耳鼻咽喉颅底外科杂志，15（3）：235-237.

韩德民，2007. 颞骨断层解剖与 CT[M]. 北京：人民卫生出版社.

韩东一，2008. 神经耳科及侧颅底外科学 [M]. 北京：科学出版社.

黄冠又，张俊廷，吴震，等，2012. 颈静脉孔区脑膜瘤显微外科治疗 [J]. 中华医学杂志，92（41）：2921-2923.

简志宏，刘佳，廖华，等，2017. 经迷路下 - 颈静脉突入路切除颈静脉孔区神经鞘瘤 [J]. 中国耳鼻咽喉颅底外科杂志，23（4）：305-309.

李龄，2002. 听神经瘤 [M]. 北京：人民卫生出版社.

刘伟，杨军，2013. 桥脑小脑角外科学 [M]. 北京：人民卫生出版社.

柳澄，2009. 颞骨高分辨力 CT[M]. 北京：人民军医出版社.

马芙蓉，2007. 颞骨解剖及手术径路 [M]. 北京：人民卫生出版社.

苗北平，张蕊石，郭志红，等，2013. 颈静脉球瘤诊断与治疗（附 8 例报告）[J]. 山东大学耳鼻喉眼学报，27（4）：47-50.

潘亚文，段磊，李峤，等，2017. 颈静脉孔区肿瘤的显微外科治疗 [J]. 中华医学信息，32（22）：14.

彭仲龄，2014. 颞骨手术解剖学图谱 [M]. 长沙：湖南科学技术出版社.

申卫东，2015. 颞骨解剖指南 [M]. 北京：人民军医出版社.

苏章杰，李莹，李牧，等，2007. 颈静脉球瘤 [J]. 中国现代神经疾病杂，7（1）：80-83.

孙慧颖，高志强，田旭，等，2019. 颈静脉孔区静脉窦开口的解剖学研究 [J]. 中华耳科学杂志，17（3）：296-299.

孙艳，黄琦，杨军，等，2015. 源于颈静脉孔区的神经鞘膜瘤的处理 [J]. 中华耳鼻咽喉头颈外科杂志，50（7）：546-550.

孙毅，莫立根，2014. 侧颅底肿瘤的诊断及手术治疗的进展 [J]. 中国癌症防治杂志，6（2）：205-207.

汤劼，吴震，张俊廷，等，2012. 原发性颈静脉孔脑膜瘤的显微外科手术治疗 [J]. 中华神经外科杂志，28（8）：788-791.

汤文龙，邱书奇，2015. 颅底显微外科解剖图谱 [M]. 北京：人民卫生出版社.

汤文龙，邱书奇，2020. 颞骨与侧颅底手术径路图谱 [M]. 北京：人民卫生出版社.

唐景峰，杜贻庆，黄永旺，等，2011. 乙状窦后 - 颌下入路治疗颈静脉孔区哑铃型神经鞘瘤 [J]. 临床神经外科杂志，8（5）：237-239.

田凯兵，王亮，郝淑煜，等，2013. 颈静脉孔区脊索瘤 16 例临床分析 [J]. 中华神经外科杂志，29（10）：996-1000.

王海波，张华，韩月臣，等，2008. 颈静脉孔区肿瘤的手术治疗 [J]. 中华耳鼻咽喉头颈外科杂志，43（8）：570-576.

王金伟，漆松涛，2012. 颈静脉孔区脑膜瘤手术治疗 8 例回顾性分析 [J]. 中国老年学杂志，32（14）：2915-2917.

王涛，卜博，2012. 颅底外科与神经耳科手术图谱 [M]. 2 版. 北京：科学出版社.

王祥宇，袁贤瑞，廖艺玮，等，2017. 髁旁 - 颈外侧入路切除颈静脉孔神经鞘瘤 15 例疗效分析 [J]. 中华外科杂志，55（9）：684-689.

王祥宇，袁贤瑞，刘定阳，等，2018. 颈静脉孔区神经鞘瘤的手术治疗 [J]. 中国微侵袭神经外科杂志，23（10）：437-440.

王征宇，杨本涛，梁熙虹，等，2009. 颈静脉球瘤的 CT 及 MRI 表现 [J]. 中国肿瘤影像学，2（4）：72-75.

王正敏，2012. 颅底显微外科学 [M]. 上海：上海科学技术出版社 .

王正敏，2017. 侧颅底外科纵览 [J]. 复旦学报（医学版），44（6）：719-743.

吴波，刘卫东，陈隆益，等，2013. 颅颈部远外侧入路显微切除颈静脉孔区肿瘤 [J]. 中华外科杂志，51（1）：49-53.

吴皓，2013. 颞骨及侧颅底解剖训练手册 [M]. 北京：人民卫生出版社 .

吴皓，2014. 侧颅底外科的现状与未来 [J]. 中国耳鼻咽喉颅底外科杂志，20（6）：471-474.

吴皓，2018. 听神经瘤 [M]. 上海：上海科学技术出版社 .

武有涛，钟东，杜伟，等，2019. "双镜联合"下切除 A 型颈静脉孔区神经鞘瘤一例报道 [J]. 中华神经医学杂志，18（8）：839-841.

夏寅，2017. 颈静脉球体瘤手术径路 -House 与 Fisch 比较 [J]. 中华耳科学杂志，15（1）：31-34.

夏寅，冯国栋，2014. 颞骨显微外科技术苏黎世指南 [M]. 2 版 . 北京：中国协和医科大学出版社 .

夏寅，贾旺，2018. 侧颅底外科解剖图谱 [M]. 北京：人民卫生出版社 .

夏寅，阮标，2018. 颞骨外科解剖图谱 [M]. 北京：人民卫生出版社 .

夏寅，严旭坤，2019. 颈静脉球副神经节瘤治疗策略 [J]. 中华耳科学杂志，17（3）：339-342.

鲜军舫，王振常，2005. 颞骨百例疾病影像诊断精粹 [M]. 北京：北京大学医学出版社 .

薛玉斌，夏寅，张文阳，等，2019. 颞下窝 B 型径路切除侧颅底肿瘤临床分析 [J]. 中国耳鼻咽喉颅底外科杂志，25（6）：615-619.

殷善开，2004. 颞骨与侧颅底手术解剖图谱 [M]. 北京：世界图书出版公司 .

虞幼军，2006. 颞骨立体解剖与手术图谱 [M]. 北京：人民军医出版社 .

张明山，戚继，张力伟，等，2008. 并发于颈髓室管膜瘤的神经纤维瘤病 2 型四例 [J]. 中华医学杂志，88（45）：3230-3231.

张明山，张宏伟，谷春雨，等，2016. 青年高血供听神经瘤手术技巧的探讨 [J]. 中国微侵袭神经外科杂志，（2）：57-59.

张明山，张宏伟，谷春雨，等，2016. 听神经瘤合并脑积水的诊疗策略 [J]. 中华耳鼻咽喉头颈外科杂志，51（6）419-422.

张明山，张宏伟，王浩然，等，2014. 面神经吻合术治疗小脑桥脑角区肿瘤术后面瘫 [J]. 中华神经外科杂志，30（4）：352-355.

张明山，张宏伟，夏雷，等，2012. 内淋巴囊肿瘤二例 [J]. 中华神经外科杂志，28（6）：631-634.

张明山，张宏伟，夏雷，等 2011. 侵袭颞骨的腺样囊性癌 1 例 [J]. 中华脑科疾病与康复杂志（电子版），（1）：73-75.

邹林波，贾禄，张跃康，等，2010. 应用改良的远外侧入路显微切除颈静脉孔区巨大哑铃型肿瘤 [J]. 癌症，29（2）：223-227.

佐佐木富男，2015. 听神经瘤 [M]. 沈阳：辽宁科学技术出版社 .

Humaid Y，黄正松，杨李轩，等，2015. 颈静脉孔区肿瘤 40 例显微手术临床分析 [J]. 中华显微外科杂志，38（2）：186-188.

Al-Mefty O，Teixeira A，2002. Complex tumors of the glomus jugulare：criteria，treatment，and outcome[J]. Journal of Neurosurgery，97（6）：1356-1366.

Anderson S，Panizza B，et al，2013. Petro-occipital transsigmoid approach[J]. Operative Techniques in Otolaryngology，24（3）：163-168.

Borba LAB，Araujo JC，de Oliveira JG，et al，2010. Surgical management of glomus jugulare tumors：a proposal for approach selection based on tumor relationships with the facial nerve[J]. Journal of Neurosurgery，112（1）：88-98.

Bulsara KR，Sameshima T，Friedman A，et al，2008. Microsurgical management of 53 jugular foramen schwannomas：lessons learned incorporated into a modified grading system[J]. Journal of Neurosurgery，109（5）：794-803.

Coscarella E，Tummala RP，Morcos JJ，et al，2005. Infratemporal fossa approaches to the jugular foramen[J]. Operative Techniques in Neurosurgery，8（1）：25-30.

Griessenauer CJ，McGrew B，Matusz P，et al，2016. Surgical approaches to the jugular foramen：a comprehensive review[J]. Journal of Neurosurgery，77（3）：260-264.

Koo LS，Park K，Sik KD，et al，2001. Surgical tactics and outcome of treatment in jugular foramen schwannomas[J]. Journal of Clinical Neuroscience，8（4）：32-39.

Koos WT，2002. Colo Atlas of Microneurosurgery of Acoustic Neurinomas[M]. New York：Thieme Medical Publishers.

Labib MA，Belykh E，Cavallo C，et al，2020. The endoscopic endonasal eustachian tube anterolateral mobilization strategy：minimizing the cost of the extreme-medial approach[J]. Journal of Neurosurgery，132：1-12.

Mazzoni A，Sanna M，1995. A posterolateral approach to the skull base：the petro-occipital transsigmoid approach[J]. Skull Base Surgery，5（3）：157-167.

Miman MC，Aktas D，Oncel S，et al，2002. Glomus jugulare[J]. Otolaryngology Head and Neck Surgery Official Journal of American Academy of Otolaryngology Head & Neck Surgery，127（6）：585-586.

Park ES，Lee EJ，Park JB，et al，2016. A single-institution retrospective study of jugular foramen schwannoma management：radical resection versus subtotal intracranial resection through a retrosigmoid suboccipital approach followed by radiosurgery[J]. World Neurosurgery，88：552-562.

Pollock BE，2004. Stereotactic radiosurgery in patients with glomus jugulare tumors[J]. Neurosurg Focus，17（2）：63-67.

Roche PH，Mercier P，Sameshima T，et al，2008. Surgical anatomy of the jugular foramen[J]. Advances and Technical Standards in Neurosurgery，33：233-263.

Samii M，Alimohamadi M，Gerganov V，et al，2015. Surgical treatment of jugular foramen schwannoma：surgical treatment based on a new classification[J]. Neurosurgery，77（3）：424-432.

Sanna M，1988. Microsurgery of Skull Base Paragangliomas[M]. Stuttgart：Thieme Publishing Group.

Sanna M，1995. Atlas of Temporal Bone and Lateral Skull Base Surgery[M]. Stuttgart：Georg Thieme Verlag.

Sanna M，1998. Atlas of Acoustic Neurinoma Microsurgery[M]. 2ed. New York：Thieme Medical Publishers.

Sanna M，Bacciu A，Falcioni M，et al，2006. Surgical management of jugular foramen schwannomas with hearing and facial nerve function preservation：a series of 23 cases and review of the literature[J]. The Laryngoscope，116（12）：2191-2204.

Satar B，Yazar F，Ceyhan A，et al，2009. Analysis of jugular foramen exposure in the fallopian bridge technique[J]. Skull Base，19（3）：203-207.

Schipper J，Boedeker CC，Neumann HPH，et al，2006. The juxtacondylar approach for multilocular paragangliomas[J]. Otolaryngology-Head and Neck Surgery，135（2）：226-227.

Zeng XJ，Li D，Hao SY，et al，2016. Long-term functional and recurrence outcomes of surgically treated jugular foramen schwannomas：a 20-year experience[J]. World Neurosurg，86：134-146.

Zhang MS，Wang ZY，Zhang JP，et al，2017. Metastases in cerebellopontine angle from the tumors of central nerve system[J]. Journal of Clinical Neuroscience，（42）：84-90.